重庆文理学院学术专著出版资助

十六元大环内酯
查尔霉素和阿德加霉素的
生物合成机制研究

唐小龙　安亚楠　著

化学工业出版社

·北京·

内容简介

本书主要介绍十六元大环内酯查尔霉素和阿德加霉素的生物合成机制研究过程与结果，尤其是其结构中的查尔糖和阿德加糖的生物合成机制研究。本书首先归纳总结了常见的天然十六元大环内酯化合物的研究现状、天然糖基生物合成机制研究及其在天然产物糖基化修饰中的应用现状；然后细致介绍了查尔霉素和阿德加霉素生物合成基因簇的发现和生物合成途径的推测，以及在查尔糖生物合成途径中首次发现以 4-脱氧糖为作用底物的 TylF 家族 *O*-甲基转移酶，在阿德加糖生物合成中一种全新的碳酸酯生物合成机制的发现过程与相关研究成果。本书对从事放线菌天然产物（尤其是大环内酯类化合物）生物合成研究的相关人员有一定的参考价值和借鉴意义。

图书在版编目（CIP）数据

十六元大环内酯查尔霉素和阿德加霉素的生物合成机制研究/唐小龙，安亚楠著. —北京：化学工业出版社，2023. 7

ISBN 978-7-122-43282-7

Ⅰ. ①十… Ⅱ. ①唐… ②安… Ⅲ. ①大环化合物-内酯-抗菌素-生物合成-研究 Ⅳ. ①R978. 1

中国国家版本馆 CIP 数据核字（2023）第 066792 号

责任编辑：王　芳　窦　臻　　　文字编辑：张瑞霞
责任校对：边　涛　　　装帧设计：关　飞

出版发行：化学工业出版社
（北京市东城区青年湖南街 13 号　邮政编码 100011）
印　　装：北京盛通商印快线网络科技有限公司
787mm×1092mm　1/16　印张 10¼　字数 198 千字
2023 年 10 月北京第 1 版第 1 次印刷

购书咨询：010-64518888　　售后服务：010-64518899
网　　址：http://www.cip.com.cn
凡购买本书，如有缺损质量问题，本社销售中心负责调换。

定　　价：68.00 元

前 言

　　糖基化修饰对天然产物的生物活性至关重要，可改变化合物的水溶性以及与靶点的直接结合方式和结合位点。因此糖基化修饰一直以来都是新药开发中的重要结构修饰方法。十六元大环内酯类抗生素由十六元大环内酯骨架和一定数量的糖基构成，是抗生素的重要组成部分，可是其作用被更为著名的十四元大环内酯类（红霉素类）抗生素所遮蔽。因此该类型抗生素主要作为兽药使用，只有很少一部分成功用于人类临床治疗，但相对于十四元大环内酯抗生素，十六元大环内酯显示出一定的优势：具有更好的胃肠耐受性、更低的耐药性发生率以及通过肽隧道的延伸达到允许额外的相互作用实现对某些耐药菌株的活性等。

　　本研究以两种伴生的十六元大环内酯查尔霉素和阿德加霉素为研究对象，主要阐明其中特殊糖基的生物合成机制。查尔霉素和阿德加霉素是两类具有相同十六元大环内酯环骨架的大环内酯抗生素，两者的主要差异在于内酯环 C-5 位取代的糖基不同：查尔霉素为查尔糖（D-chalcose），阿德加霉素为阿德加糖（D-aldgarose）或脱碳酸酯阿德加糖（decarbohydrate D-aldgarose）。查尔霉素的生物合成基因簇早前已被发现，其十六元大环内酯骨架和 C-20 位连接的阿洛糖（D-mycinose）的生物合成途径已被阐明，而查尔糖和阿德加糖的生物合成机制尚不明确。

　　本研究通过全基因组测序找到了与已报道查尔霉素生物合成基因簇高度一致的基因簇，然后通过基因信息分析以及基因敲除与回补实验，在该基因簇的下游发现了 9 个基因（almCⅠ～almDⅢ）与阿德加霉素合成有关，证实了两者由同一基因簇合成，同时也解释了查尔霉素和阿德加霉素总是相伴而生的根本原因。本研究同时利用基因敲除与回补实验，结合体外酶催化实验阐明了查尔糖和阿德加糖的生物合成途径。其中阿德加糖结构中碳酸酯合成机制为一全新的碳酸酯合成机制，本研究利用免疫共沉淀的方法证实与阿德加糖结构中碳酸酯合成相关的 4 个蛋白（AlmUⅡ～AlmUⅤ）以复合体的形式发挥作用。

本研究阐明了两种新糖基的生物合成途径，为利用组合生物合成实现化合物糖基化修饰提供了两个新的可用糖基，尤其是在大环内酯类抗生素的结构改造中适用性更强；并发现了一种全新的碳酸酯生物合成机制。

本课题来源于暨南大学药学院胡丹研究员的国家自然科学基金青年项目"一种罕见支链糖阿德加糖的生物合成机制研究及其应用"（81302673），也是著者唐小龙博士期间的研究课题，本研究由著者唐小龙及其协助指导的两位暨南大学药学院硕士生代萍和王巧珍共同完成。本书由唐小龙、安亚楠共同整理而成。

本书得到重庆市科技局自然科学基金（cstc2020jcyj-msxmX0849）、重庆文理学院引进人才项目（R2021SYX05 和 R2018SCH10）以及重庆文理学院学术专著出版资助等经费共同资助。由于著者学识水平所限，书中难免有不足之处，望读者批评指正。

唐小龙

2022 年初夏

目 录

5

阿德加霉素和查尔霉素生物合成基因簇中关键基因的功能研究 / 070

6

查尔糖 3 位甲基化酶的鉴定与功能研究 / 082

7

阿德加糖碳酸酯生物合成机制研究 / 102

1

绪　论

1.1

十六元大环内酯类抗生素的生物合成研究现状

十六元大环内酯类抗生素是抗生素的重要组成部分，但是贡献被更为著名的十四元大环内酯类（红霉素类）抗生素所掩盖。因此该类型抗生素主要作为兽药使用，只有很少一部分成功用于临床治疗，目前在临床上使用的十六元大环内酯抗生素只有天然来源的交沙霉素（josamycin）、螺旋霉素（spiramycin）、泰乐菌素（tylosin）和麦迪霉素（midecamycin）以及半合成米卡霉素（miokamycin）、罗他霉素（rokitamycin）、替米考星（tilmicosin）和泰地罗新（tildipirosin）几个品种。跟绝大多数大环内酯抗生素一样，十六元大环内酯抗生素也是通过与50S核糖体亚基结合抑制微生物蛋白质合成来实现抗菌活性，但相对于十四元大环内酯抗生素，十六元大环内酯抗生素显示出一定的优势：具有更好的胃肠耐受性；更低的耐药性发生率；以及通过肽隧道的延伸达到允许额外的相互作用实现对某些耐药菌株的活性。

十六元大环内酯抗生素主要有3类内酯环骨架：泰乐酮（tylactone）、普拉特内酯（platenolide）和原菌内酯/查尔酮内酯（protomycinolide/chalcolactone）（图1-1），分别是泰乐菌素/蔷薇霉素（tylosin/rosamicin），尼达霉素/螺旋霉素（niddamycin/spiramycin）/白霉素（leucomycin），麻西那霉素/查尔霉素（mycinamicin/chalcomycin）的聚酮部分。编码这些聚酮骨架的聚酮合酶（PKS）目前均有报道，下面我们具体介绍几个类型的十六元大环内酯的生物合成研究现状。

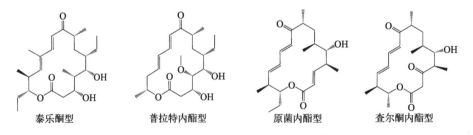

泰乐酮型　　　　　普拉特内酯型　　　　　原菌内酯型　　　　　查尔酮内酯型

图1-1　主要的十六元大环内酯环骨架结构

1.1.1　Tylactone型十六元大环内酯

1.1.1.1　泰乐菌素

泰乐菌素（tylosin）的生物合成基因簇首次从其产生菌 *Streptomyces fradiae* 中

被克隆并鉴定，聚酮合酶 TylG1～TylG5 合成的内酯环骨架泰乐酮首先在糖基转移酶 TylM2 的作用下将 D-碳霉胺糖（D-mycaminose）连接到内酯环的 C-5 位羟基上，然后两个 P450 酶 TylI 和 TylH1 分别氧化内酯环 C-20 和 C-23 位甲基生成 O-碳霉胺糖基泰乐酮内酯。接下来糖基转移酶 TylN 将 6-脱氧-D-阿洛糖连接到内酯环 C-23 位羟甲基上生成化合物 demethyllactenocin，糖基转移酶 TylC5 将 L-碳霉糖（L-mycarose）连接到 D-碳霉胺糖的 C-4' 位生成化合物脱甲基大霉素。最后 6-脱氧-D-阿洛糖的 C-2''' 和 C-3''' 位羟基分别甲基化得到终产物泰乐菌素，该过程由 O-甲基转移酶 TylE 和 TylF 完成。泰乐菌素的生物合成途径见图 1-2(a)。

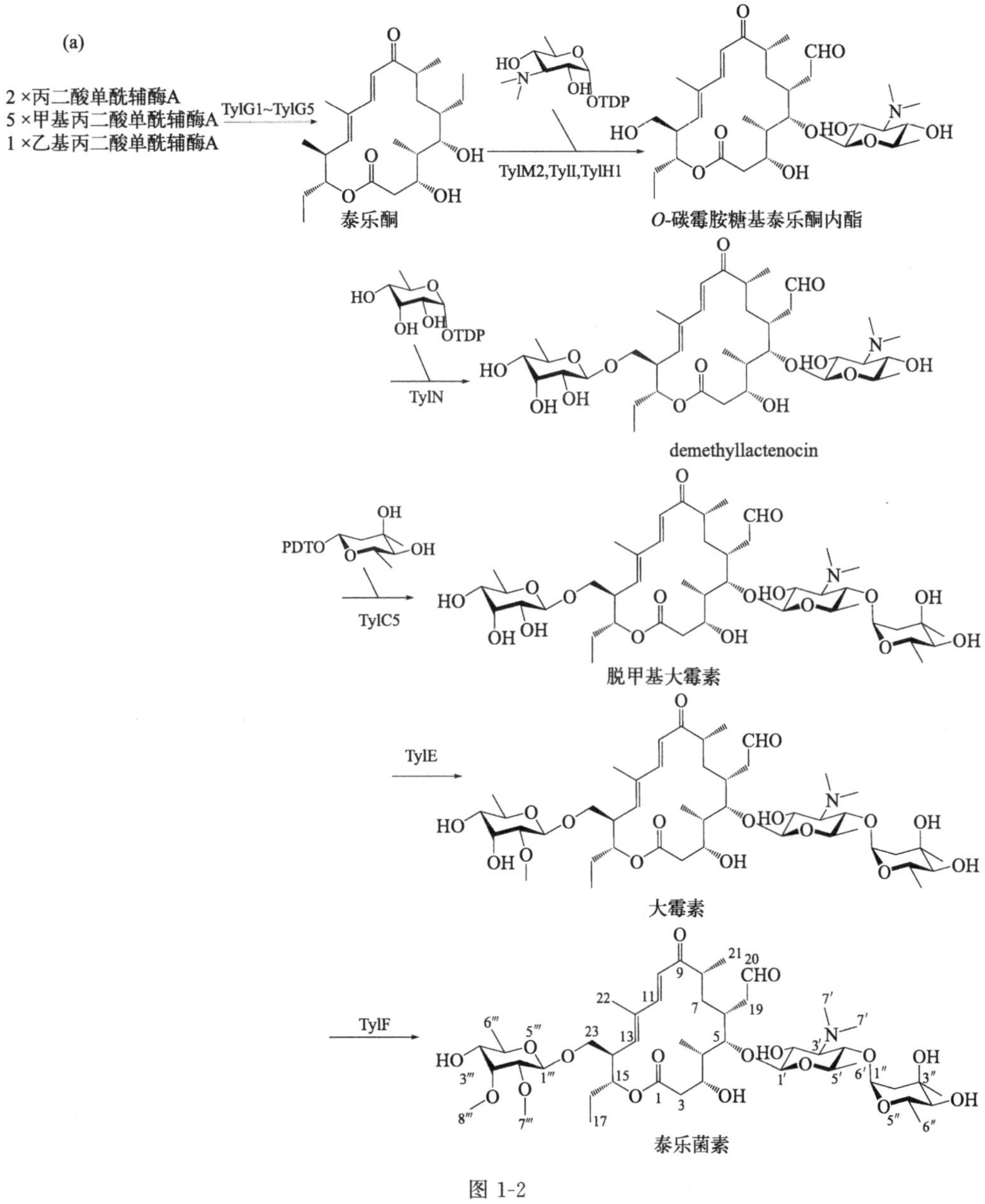

图 1-2

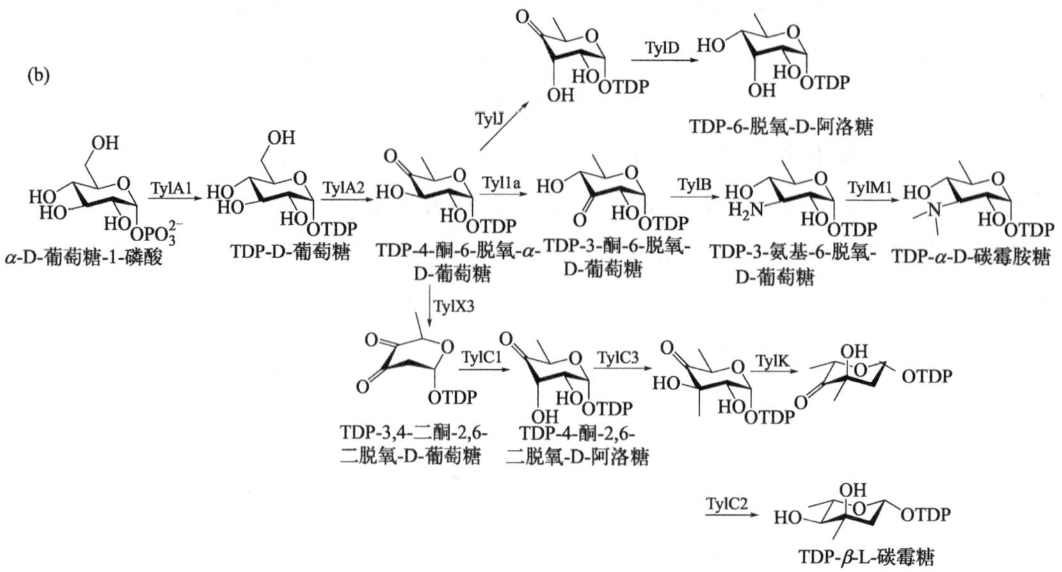

图 1-2　泰乐菌素的生物合成途径

　　泰乐菌素结构中的三个糖基均为 6-脱氧糖类，均由共有中间体 TDP-4-酮-6-脱氧-α-D-葡萄糖衍生而来。D-碳霉胺糖的合成在共有中间体的基础上需要三步反应完成，负责这三步反应的酶均被通过表达纯化蛋白进行了细致的研究：首先是 TylIIa 催化的 3,4-酮羰基异构化生成 TDP-3-酮-6-脱氧-D-葡萄糖，然后在转氨酶 TylB 的作用下生成 TDP-3-氨基-6-脱氧-D-葡萄糖，最后再在甲基化酶 TylM1 的作用下完成 N,N-二甲基化生成 TDP-α-D-碳霉胺糖。L-碳霉糖的生物合成途径同样被通过表达纯化相应的蛋白进行了深入的研究，TDP-4-酮-6-脱氧-α-D-葡萄糖在脱水酶 TylX3 的作用下完成 2 位羟基脱水生成 TDP-3,4-二酮-2,6-二脱氧-D-葡萄糖，然后在羰基还原酶 TylC1 的作用下将 3 位羰基还原为羟基，获得 TDP-4-酮-2,6-二脱氧-D-阿洛糖，紧接着在甲基化酶 TylC3 甲基化作用下在 C-3 位引入甲基，最后在异构酶 TylK 和羰基还原酶 TylC2 的作用下合成 TDP-β-L-碳霉糖。见图 1-2(b)。

1.1.1.2　蔷薇霉素

　　蔷薇霉素（rosamicin）首次分离自 *Micromonospora rosaria* IFO13697，是泰乐酮内酯环骨架 C-5 位被 D-碳霉胺糖取代，C-12/13 环氧，C-20 位为醛基的十六元大环内酯抗生素。其完整的生物合成基因簇在 2003 年从 *Micromonospora carbonacea* sub-sp. *aurantiaca* NRRL2997 中被鉴定，其泰乐酮内酯环骨架由 RosA I ～ RosA V 合成，跟泰乐菌素相同的是 C-5 位羟基首先发生 D-碳霉胺糖糖基化，该过程由 RosB 催化完成，然后再由两个 P450 酶 RosC 和 RosD 分别负责内酯环 C-20 位氧化为醛基和 C-12、C13 环氧化，其中 RosC 是一个多步氧化酶，其将 C-20 位甲基先氧化为醇，再氧化为醛基，还可以进一步将蔷薇霉素中的醛基氧化为羧基生成不具有显著抗菌活性的 20-羧基蔷薇霉素，这可能是蔷薇霉素产生菌的一种自我保护机制。其 D-碳霉胺糖生物合成相关基因根据与泰乐菌素中相关蛋白的同源性进行推导获得。蔷薇霉素的生物合成途径见图 1-3。

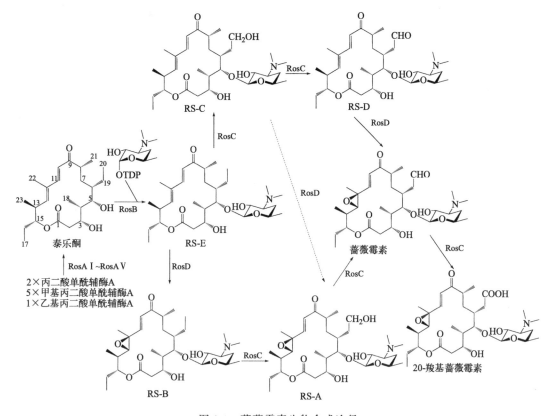

图 1-3　蔷薇霉素生物合成途径

1.1.2　Platenolide 型十六元大环内酯

1.1.2.1　螺旋霉素

螺旋霉素（spiramycins）类大环内酯抗生素由 *Streptomyces ambofaciens* 产生，在临床上用于治疗细菌和弓形虫（*Toxoplasma* spp.）感染。螺旋霉素的内酯环骨架合成模式与泰乐菌素相似，但 platenolide PKS 除利用丙二酸单酰辅酶 A（malonyl-CoA）、甲基丙二酸单酰辅酶 A（methylmalonyl-CoA）和乙基丙二酸单酰辅酶 A（ethylmalonyl-CoA）为原料外，还吸纳 2-甲氧基丙二酸单酰辅酶 A（2-methoxymal-onyl-CoA）作为延伸单元合成内酯环骨架 platenolide Ⅰ。而能够编码接受 2-甲氧基丙二酸单酰辅酶 A 的 ACP 基因在 FK520 和 geldanamycin 生物合成基因簇中也有发现。

platenolideⅠ C-9 位羰基在羰基还原酶 Srm26 作用下还原为羟基，生成 platenolide
Ⅱ。接下来在糖基转移酶 Srm5 作用下在 C-5 位羟基上引入 D-碳霉胺糖，再由 P450
酶（Srm 13）将 C-19 位氧化为醛基，合成弗洛西定；后续在两个糖基转移酶 Srm29
和 Srm38 的作用下分别将 D-弗洛胺糖和 L-碳霉糖连接到弗洛西定（forocidin）的 C-9
位羟基和 D-碳霉胺糖的 C-4' 位生成螺旋霉素Ⅰ，最后在酰基化酶 Srm2 的作用下完成
C-3 位羟基的酰基化合成螺旋霉素Ⅱ和螺旋霉素Ⅲ。

螺旋霉素结构中的 D-碳霉胺糖和 L-碳霉糖生物合成相关酶通过与泰乐菌素中
D-碳霉胺糖和 L-碳霉糖生物合成相关酶同源比对确定。D-弗洛胺糖的生物合成基
因通过与多杀菌素（spinosyn）生物合成基因簇中的 D-弗洛胺糖合成酶同源比对确
定，是在 L-碳霉糖生物合成中间体 TDP-3,4-二酮-2,6-二脱氧-D-葡萄糖的基础上经
羰基还原酶 Srm27 和脱水酶 Srm24 作用下完成 C-3 位去羟基化生成 TDP-4-酮-
2,3,6-三脱氧-D-葡萄糖，然后在转氨酶 Srm20 的转氨作用下生成 TDP-4-氨基-
2,3,4,6-四脱氧-D-葡萄糖，最后在甲基化酶 Srm21 作用下合成 TDP-D-弗洛胺糖，
由糖基转移酶 Srm29 连接到内酯环 C-9 位上。螺旋霉素的生物合成途径如图 1-4
所示。

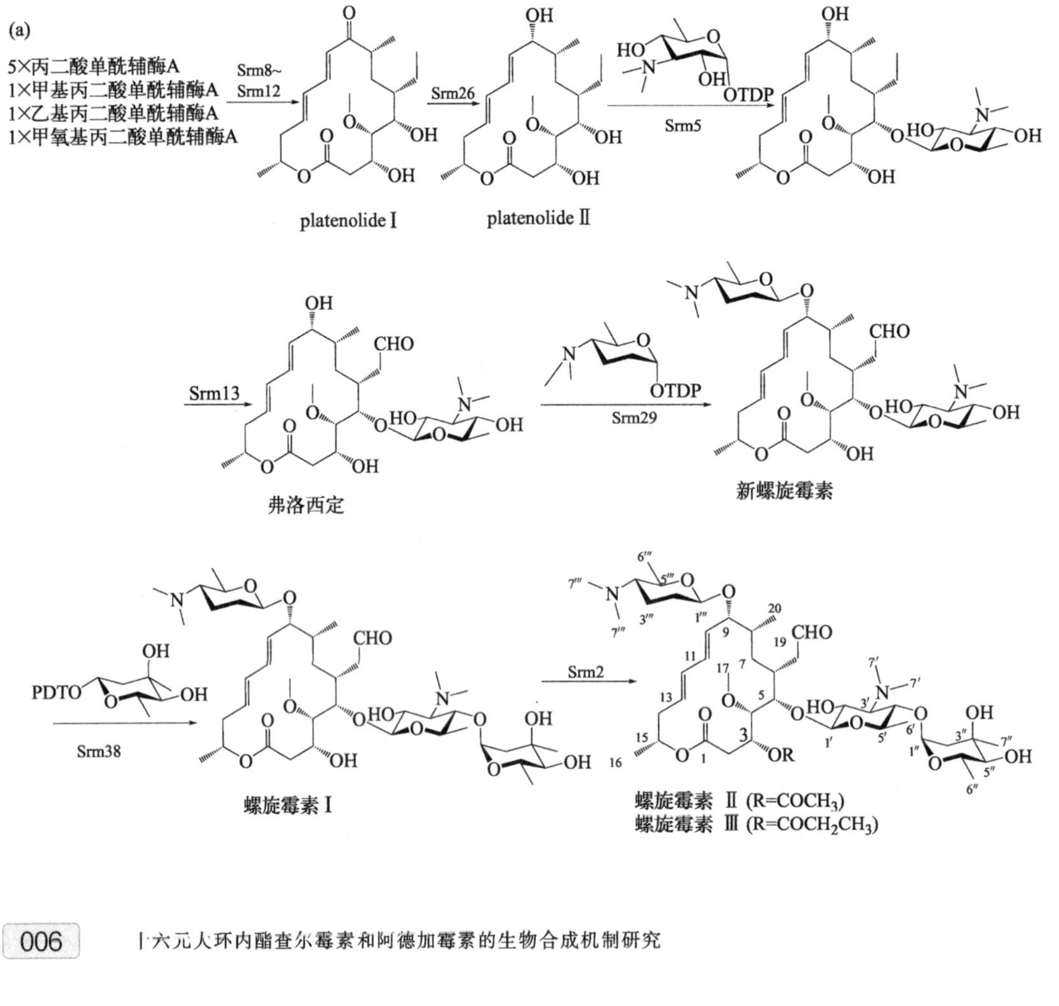

platenolide Ⅰ   platenolide Ⅱ

弗洛西定   新螺旋霉素

螺旋霉素Ⅰ   螺旋霉素 Ⅱ (R=COCH₃)
              螺旋霉素 Ⅲ (R=COCH₂CH₃)

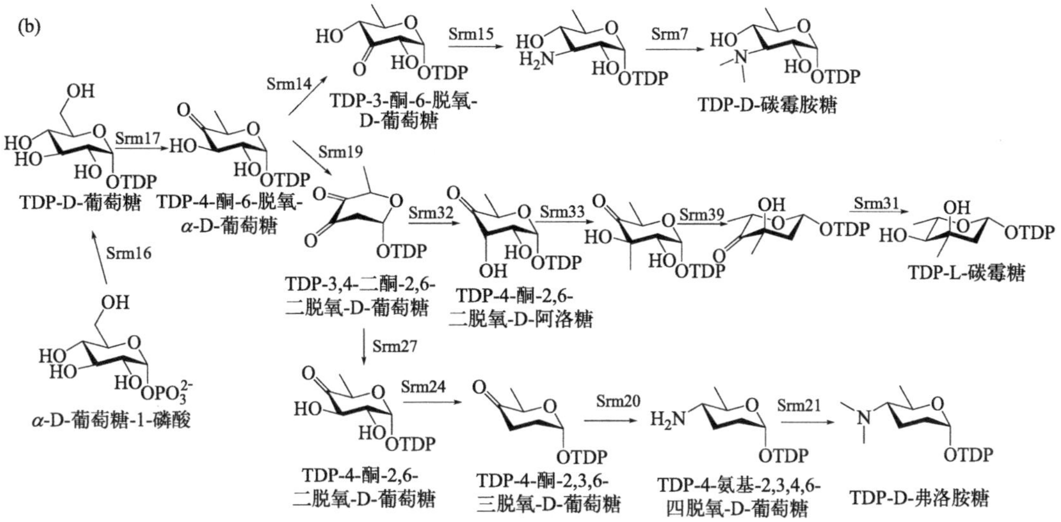

图 1-4　螺旋霉素的生物合成途径

1.1.2.2　其他 platenolide 型十六元大环内酯

白霉素（leucomycin）、普拉特霉素（platenomycin）、麦迪霉素（midecamycin）、尼达霉素（niddamycin）、碳霉素（carbonmycin）等都是 platenolide 骨架衍生而来，都是内酯环骨架 C-5 位被 D-碳霉胺糖和 L-碳霉糖二糖基取代，它们与螺旋霉素的主要区别在于在 C-9 位无 D-弗洛胺糖取代。白霉素类、普拉特霉素和麦迪霉素与螺旋霉素一样是在 platenolide Ⅱ 基础上衍生而来，它们之间主要的区别是内酯环 C-3 位羟基和 C-4″ 位羟基的酯基取代不同。而尼达霉素和碳霉素则是在 platenolide Ⅰ 的基础上衍生而来，除 C-3 位羟基和 C-4″ 位羟基的酯基取代外，碳霉素还在 C-12、C13 位存在一个由 P450 酶氧化形成的环氧取代。因为内酯环骨架和糖基的生物合成研究已经比较清楚，所以关于这些类型大环内酯的生物合成研究主要集中在 C-3 位羟基和 C-4″ 位羟基的酯化酶上。Brigitte E. Schoners 最早从碳霉素产生菌 *Streptomyces thermotolerans* 中克隆到一个脱氧己糖-*O*-乙酰基转移酶（deoxyhexose *O*-acyltransferase）基因 *carE*，能够实现螺旋霉素中 L-碳霉糖的 C-4″ 位羟基异戊酰基化。随后，Hutchinson 从麦迪霉素产生菌 *Streptomyces mycarofaciens* 克隆得到一个具有内酯环 C-3 位酰基化功能的 *carE* 同源基因 *mdmB*，能够将螺旋霉素 Ⅰ 转化为螺旋霉素 Ⅱ 或螺旋霉素 Ⅲ。日本学者 Okamoto 先后从碳霉素产生菌 *Streptomyces thermotolerans* 克隆到一个 4″-*O*-异戊酰基转移酶基因（4″-*O*-isovaleryltransferase gene，*ist*）和一个 3-*O*-乙酰基转移酶基因 *acyA*。我国学者王以光等以 *carE* 序列为探针，从我国自主分离的麦迪霉素产生菌 *Streptomyces mycarofaciens* 1748 菌株的基因文库中克隆到一个麦

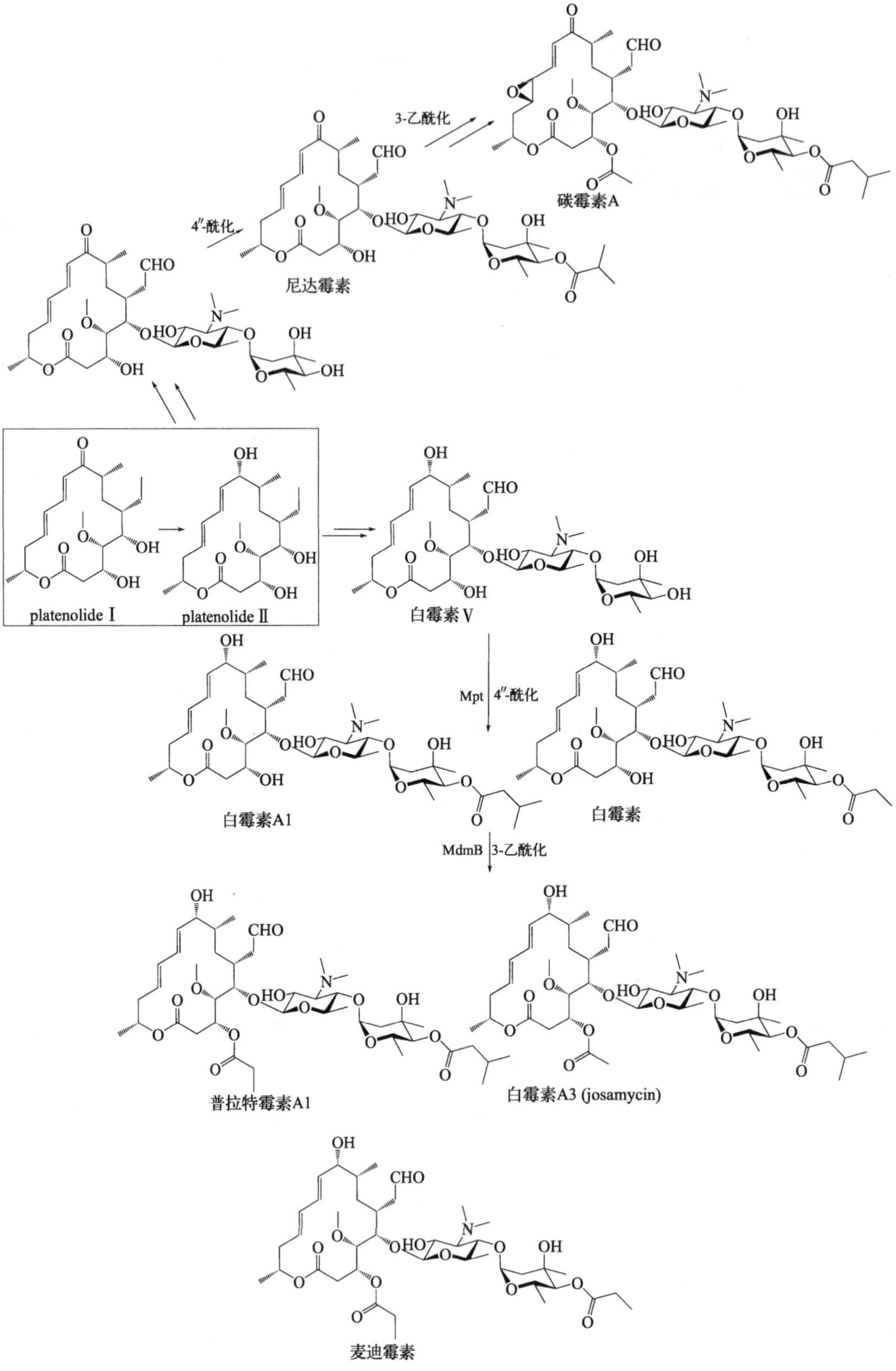

图 1-5 platenolide 型十六元大环内酯生物合成途径

迪霉素 4″-丙酰基转移酶基因 *mpt*，并通过替换强启动子表达 *mpt* 基因到螺旋霉素产生菌 *S. spiramyceticus* 中使丙酰螺旋霉素（propionylspiramycin）的产量提高超过一倍。除此之外也有一些少量的关于麦迪霉素骨架酮基还原酶的克隆与功能研究，以及完整生物合成基因簇或部分基因簇（dTDP-D-碳霉胺糖生物合成相关基因）的克隆报道。platenolide 型十六元大环内酯生物合成途径见图 1-5。

1.1.3 Protomycinolide/chalcolactone 型十六元大环内酯

1.1.3.1 Mycinamicin

Mycinamicin Ⅱ 由 *Micromonospora griseorubida* 产生，在 C-5 位和 C-21 位分别被 D-德胺糖（D-desosamine）和 D-mycinose 取代的十六元大环内酯，具有显著的抗革兰氏阳性菌活性。2003 年日本学者 Kato 首次获得了完整的 mycinamicin 生物合成基因簇，并推测出 mycinamicin 的生物合成途径，通过敲除 PKS 基因 *mycAV*，结合底物喂养实验确定了基因簇为 mycinamicin 生物合成基因。聚酮合酶 MycAⅠ～MycAⅤ 负责合成聚酮骨架原菌内酯Ⅳ，然后糖基转移酶 MycB 将 D-德胺糖连接到 C-5 位羟基上生成 mycinamicin Ⅷ。氧化酶 MycCⅠ 在辅蛋白 MycCⅡ 的辅助下将 C-21 位甲基氧化为羟甲基生成 mycinamicin Ⅶ，该过程与泰乐菌素内酯环 C-23 位氧化过程相似，但 TylHⅠ/TylHⅡ 催化的 C-23 位氧化只能发生在泰乐酮 C-5 位糖基化之后，并且具有很强的底物专一性，而 MycCⅠ/MycCⅡ 则既可识别内酯环骨架原菌内酯Ⅳ，也能识别糖基化的产物原菌内酯Ⅶ，并具有很强的底物宽泛性，能够识别多种内酯环骨架，具有作为立体选择性氧化的工具酶潜力。接下来在糖基转移酶 MycD 的作用下将 D-mycinose 生物合成前体 6-脱氧-D-阿洛糖连接到 C-21 位羟基上得到化合物 mycinamicin Ⅵ，然后在 O-甲基转移酶 MycE 和 MycF 的作用下生成 mycinamicin Ⅳ，对 MycE 和 MycF 的催化机制和底物特异性均通过蛋白晶体进行了研究。最后在多功能 P450 氧化酶 MycG 的作用下完成 C-14 位羟基化和 C-12/13 位环氧化得到 mycinamicin Ⅱ，MycG 的氧化机制最终在计算机辅助下被阐明。D-德胺糖和 D-6-脱氧-D-阿洛糖生物合成相关酶通过分别与红霉素中 D-德胺糖和泰乐菌素基因簇中 D-6-脱氧-D-阿洛糖生物合成酶进行同源比对确定。Mycinamicins 生物合成途径见图 1-6。

1.1.3.2 查尔霉素和阿德加霉素

阿德加霉素（aldgamycins）和查尔霉素（chalcomycins）是两类具有相同十六元大环内酯环骨架的大环内酯抗生素，两者的主要差异在于内酯环 C-5 位取代的糖基不

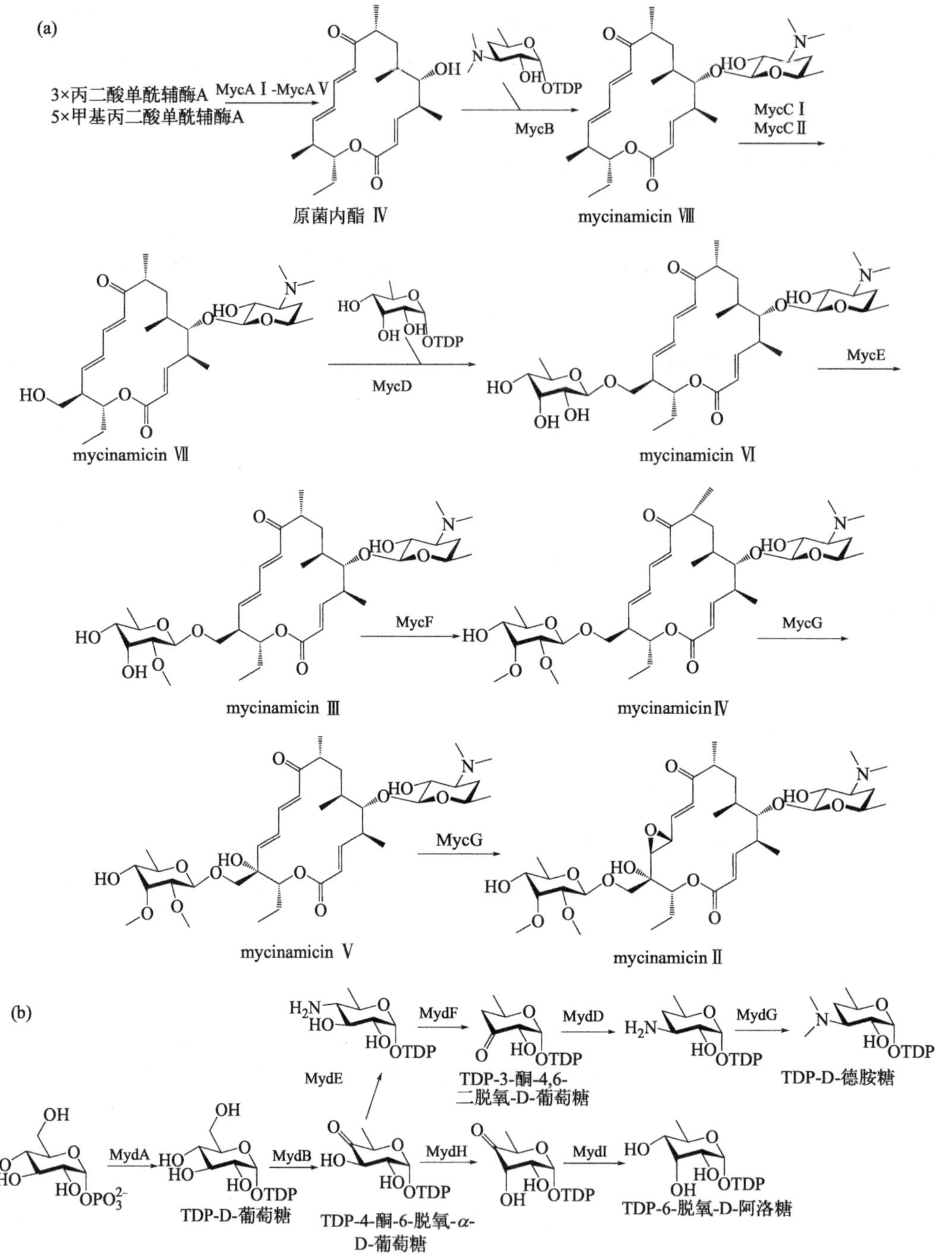

图 1-6　Mycinamicins 生物合成途径

同（图 1-7）：查尔霉素类为查尔糖（D-chalcose），阿德加霉素类为阿德加糖（D-aldgarose）或脱碳酸酯阿德加糖（decarbohydrate D-aldgarose）。

阿德加糖是一种罕见的在糖结构中 C-5 位带有一个二碳支链并形成五元碳酸酯环的 4,6-二脱氧糖，首次于 1964 年在十六元大环内酯抗生素阿德加霉素 E 结构中被发

　十六元大环内酯查尔霉素和阿德加霉素的生物合成机制研究

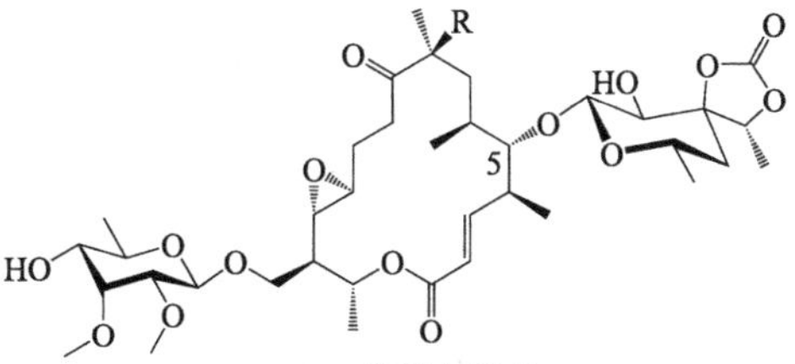

R=H 阿德加霉素 E
R=OH 阿德加霉素 F

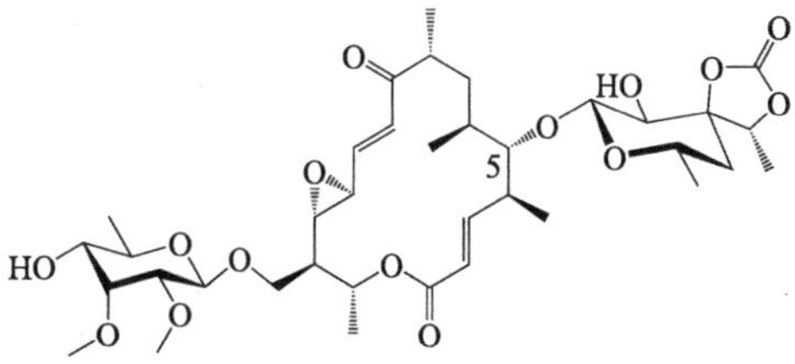

阿德加霉素 G

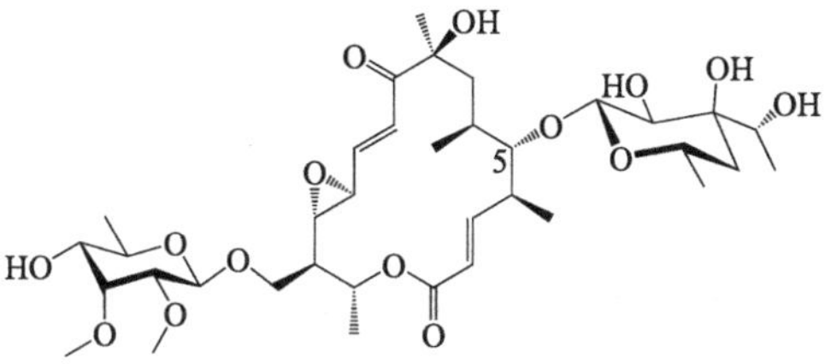

阿德加霉素 I

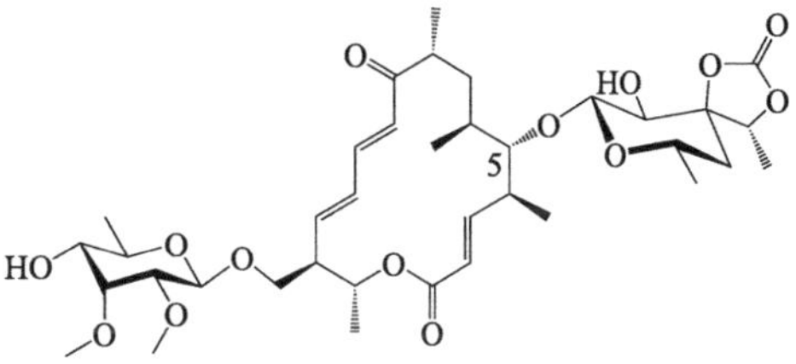

斯瓦帕霉素

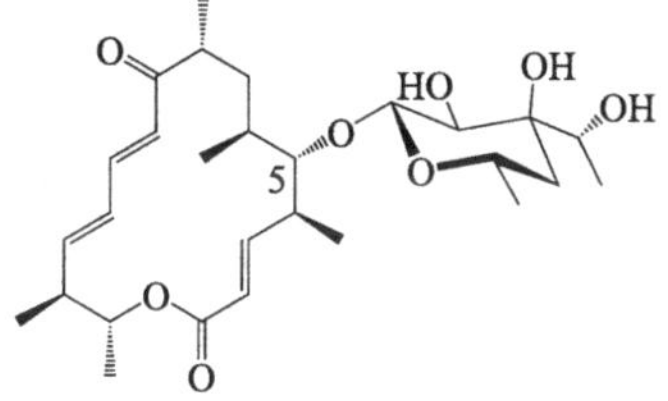

天池霉素 B

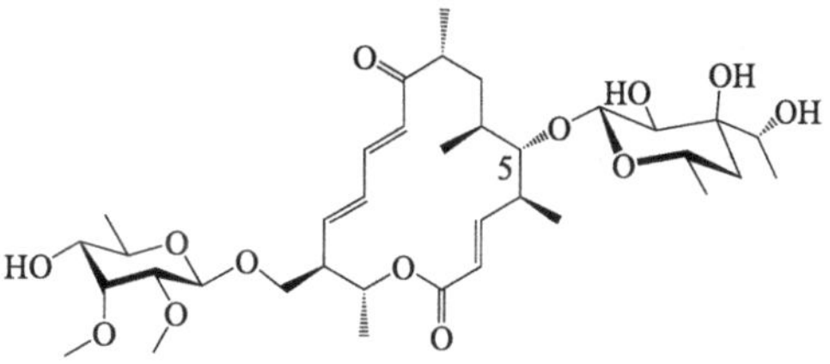

斯瓦帕霉素 B

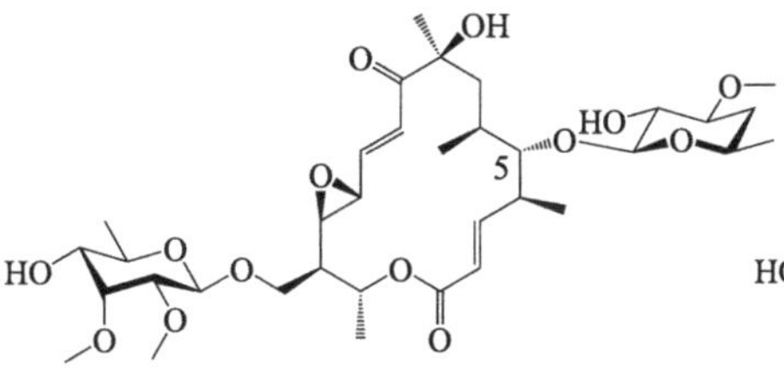

查尔霉素

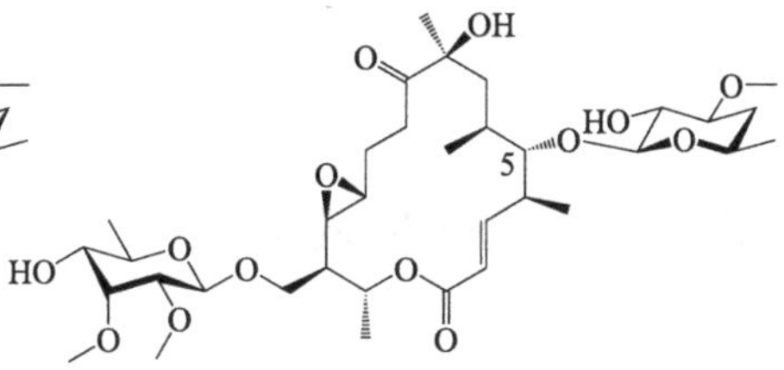

二氢查尔霉素

图 1-7 带有阿德加糖结构的大环内酯类结构

现。此后，在阿德加霉素 E 的结构类似物阿德加霉素 F、G 和斯瓦帕霉素（swalpamycin）中又发现了，在阿德加霉素 I、斯瓦帕霉素 B 和天池霉素 B 结构中发现了脱碳酸酯的阿德加糖。

查尔糖因首次在十六元大环内酯类抗生素查尔霉素结构中发现而得名。查尔霉素及其类似物二氢查尔霉素与阿德加霉素类化合物常被发现可由同一菌株产生，生物活性研究显示，查尔霉素类和阿德加霉素类均具有较好的抗革兰氏阳性菌活性。

在 2004 年，Ward 等首次从查尔霉素产生菌 *Streptomyces fradiae* 中克隆了查尔霉素生物合成基因簇，并通过将 PKS 基因（*chmGI - chmGV*）整体克隆、异源表达的方法证实 *chm* PKS 基因负责合成 C-3 位为酮基的十六元内酯骨架 chalcolactone，而非 chalconolide，说明查尔霉素内酯环中的 2,3-反式双键是由 PKS 基因外的其他基因完成的。2006 年 Jaishy 等从 *Streptomyces* sp. KCTC 0041BP 菌株中克隆到二氢查尔霉素的生物合成基因簇，该基因簇与查尔霉素基因簇基本一致。Sohng 课题组利用基因敲除结合次级代谢产物的 LC-MS 分析，确定了 D-mycinose 和 D-查尔糖的生物合成前体分别是由糖基转移酶 GerTI 和 GerTII 连接到大内酯环母核上的；同时确定内酯环上 C-8 位羟基化和 12,13-环氧化反应分别由两个 P450 酶 GerPII 和 GerPI 完成。但负责十六元内酯骨架 C-10/C-11 位双键还原的酶并未确定。关于结构中的糖基合成，Sohng 课题组利用体外酶合成法阐明了 D-mycinose 的前体 TDP-6-脱氧-β-D-阿洛糖的生物合成途径：首先在 GerD 和 GerE 的作用下合成 6-脱氧糖共有中间体 TDP-4-酮-6-脱氧葡萄糖，然后在异构酶 GerF 和羰基还原酶 GerKI 的作用下生成 TDP-6-脱氧-β-D-阿洛糖。关于查尔糖生物合成途径并未进行研究，仅有推测并未有实验验证，特别是查尔糖合成的关键步骤：由 TDP-3-酮-4,6-二脱氧葡萄糖合成查尔糖前体 TDP-4,6-二脱氧葡萄糖的 C-3 位羰基还原有关的基因更是不确定。二氢查尔霉素的生物合成途径见图 1-8。

阿德加霉素与查尔霉素相伴而生，关于阿德加糖的生物合成研究开始于 1970 年，Schmid 等通过放射性同位素喂养对阿德加糖结构中的二碳支链和碳酸酯环的生物来源进行了研究，实验结果显示，阿德加糖结构中的二碳支链来源于丙酮酸，碳酸酯环可来源于 [14]C 标记的碳酸氢钠。

1.1.4 其他类型十六元大环内酯

1.1.4.1 FD-891

FD-891 最早由日本学者 Mizoue 分离自 *Streptomyces graminofaciens* A-8890，被分离获得时被认为是一种十八元大环内酯，在被发现的 10 年后（2004 年）被日本学者 Eguchi 校正为十六元大环内酯结构。FD-891 是具有显著细胞毒活性（尤其是对人白血病细胞 HL-60 和 Jurkat 细胞），但不具有明显抗菌活性的十六元大环内酯化合物。随后 Eguchi 对该化合物的生物合成进行了细致研究，其生物合成途径相对简单，FD-891 生物合成基因簇由 5 个 PKS 基因（*gfsA-E*）、一个 P450 酶基因（*gfsF*），一个 *O*-甲基转移酶基因（*gfsG*）和一个调控基因（*gfsR*）组成，其 PKS 的产物为 FD-892。然后在 *O*-甲基转移酶 GfsG 作用下完成 C-25 位羟基的甲基化，多功能 P450

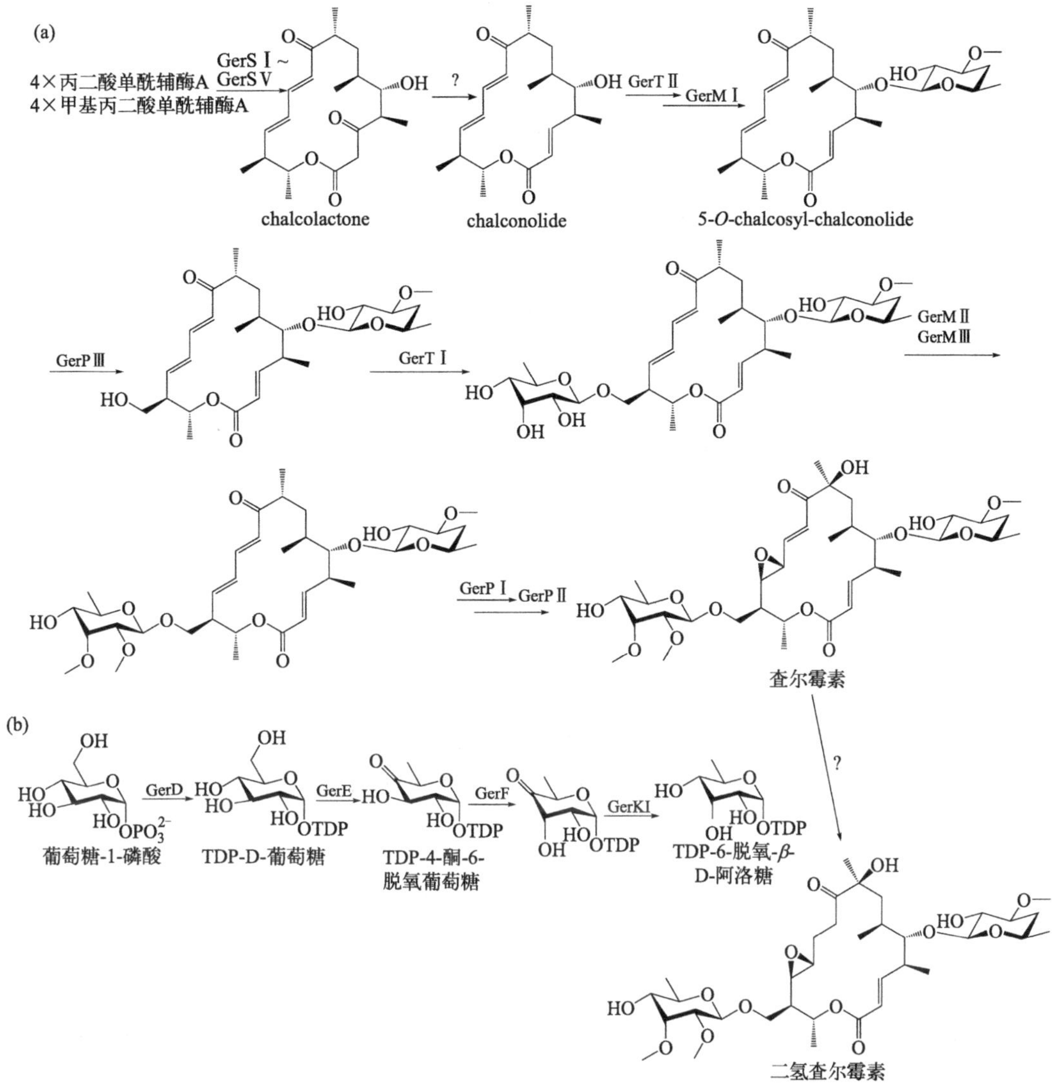

图 1-8 二氢查尔霉素的生物合成途径

酶 GfsF 完成 C-8/9 环氧化和 C-10 位羟基化合成 FD-891，两种之间没有先后作用顺序，体外酶催化实验发现 GfsF 具有较高的底物宽泛性，对内酯环 C-15 位侧链的长度有很高的容忍性，并通过蛋白质晶体分析了其作用机制。FD-891 的生物合成途径见图 1-9。

1.1.4.2 根霉素

根霉素（rhizoxin）结构与 FD-891 类似，都是在 C-15 处存在一个长的脂肪链取代，最早从植物病原真菌 *Rhizopus microsporus* 的发酵液中分离获得，最后研究发现其实际是由 *Rhizopus microsporus* 的内共生菌 *Burkholderia rhizoxina* 产生，该十六元大环内酯是水稻幼苗枯萎病的致病因子，给农业种植造成重大损失。然而，因其

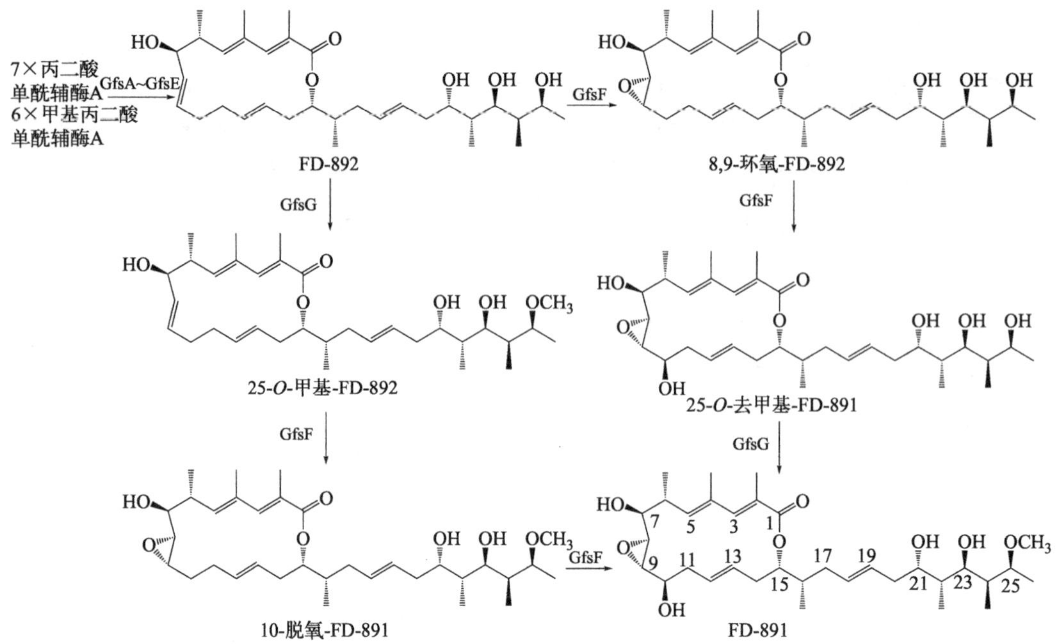

图 1-9　FD-891 生物合成途径

同样具有极强的微管蛋白结合能力，能够抑制肿瘤细胞的有丝分裂，对长春碱耐受的肿瘤细胞系也显示良好的敏感性，作为有潜力的抗真菌和抗肿瘤制剂被广泛研究。最终德国学者 Hertweck 从 *Burkholderia rhizoxina* 中获得了根霉素生物合成基因簇 *rhi*，并通过基因敲除实验证实其基本骨架根霉素 D3 由 PKS-NRPS 杂合酶（RhiA-G）合成，其中 RhiG 是一个游离的 AT 结构域，但对根霉素至关重要。同时他们在植物共生菌 *Pseudomonas fluorescens* Pf-5 中也发现了一个能产生根霉素类化合物的与 *rhi* 高度同源的生物合成基因簇 *rzx*。Hertweck 进一步深入研究了根霉素聚酮骨架中的 9,11-共轭双键形成过程当中的 α,β→β,γ 双键转移机制。C-17 位羟基的甲基化由 *O*-甲基转移酶 RhiI 完成，P450 酶 RhiH 负责催化 C-11/12 位环氧环形成，C-2/3 环氧环由氧化酶 RhiJ 催化而来。其生物合成途径见图 1-10。

1.1.4.3　埃博霉素

埃博霉素（epothilones）是从 *Sorangium cellulosum* 菌株中分离出来的一类抗肿瘤十六元大环内酯类化合物，其对耐药肿瘤有良好的杀伤作用。埃博霉素 A、埃博霉素 B 是这个家族的两个主要成员。与埃博霉素 A 相比，埃博霉素 B 在环氧环上增加了一个甲基，具有更强的抗癌活性。其生物合成基因簇由八个基因（*epoA-K*）组成，其中 5 个 PKS 基因和一个 NRPS 基因负责合成聚酮基本骨架埃博霉素 C 和埃博霉素 D，然后再在 P450 氧化酶的作用下完成 12 位双键环氧化，得到埃博霉素 A、埃博霉素 B。其生物合成途径见图 1-11。

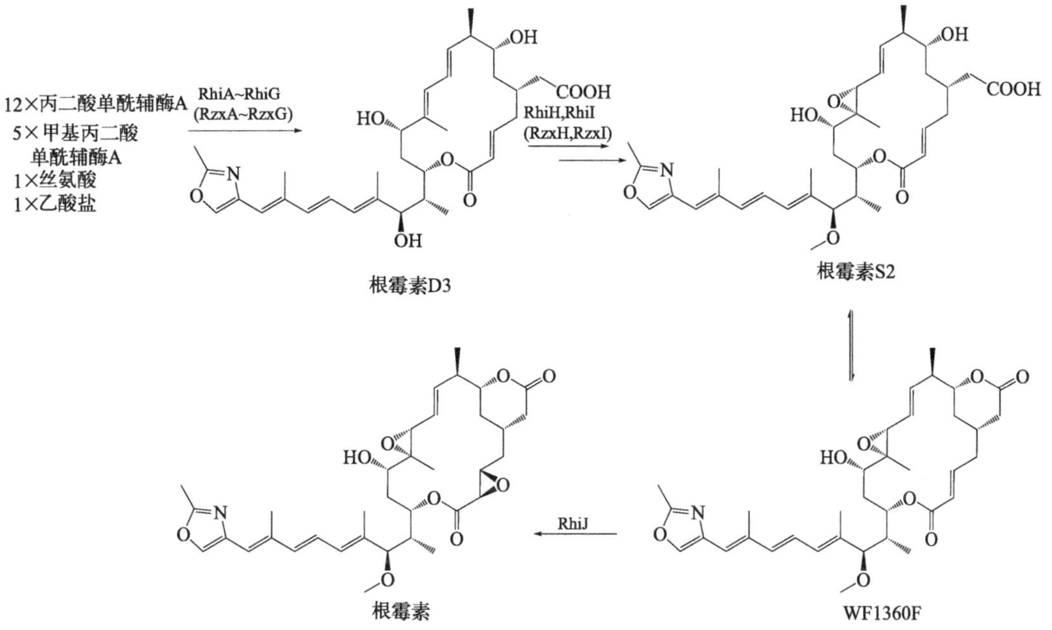

图 1-10 根霉素生物合成途径

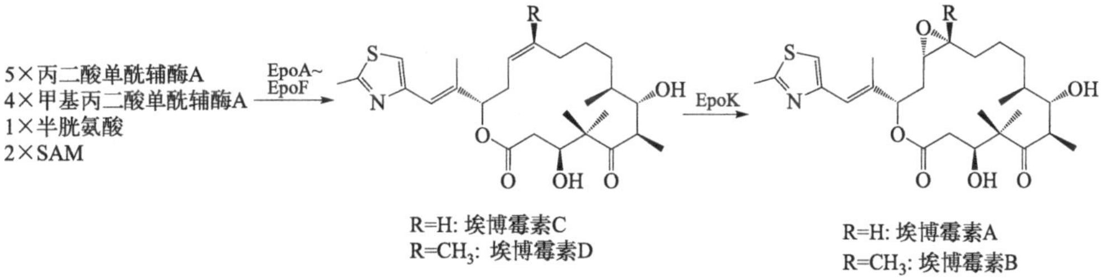

图 1-11 埃博霉素生物合成途径

1.2

糖的生物合成及在天然产物改造中的应用研究现状

糖基化反应是生物体内最为常见、最为重要的反应之一，糖基化的作用多种多样，包括信息的储存和传递、能量储存、分子识别、信号传导、化学防御、构建细胞结构等。单糖和多糖的多样性与生物活性的多样性密切相关，为满足自然界对这种多样性的需求，相应地产生了两条拓展糖的结构和功能的多样性途径。一条途径是以常见糖（如葡萄糖）为基础，利用酶对各功能基团进行改造产生各种各样的稀有糖。这种方式在各种有机体中都存在，其中在原核生物中表现得淋漓尽致，例如，经多种复杂改造的糖被用来构建细胞壁。另一条途径就是将各种各样的糖在糖基转移酶的作用下连接到次级代谢产物、蛋白、脂质体以及其他糖上，这样糖生物结构类型就变得更加丰富，生物活性也变得更加多样。微生物次级代谢产物是小分子药物的重要来源，其中约有 70% 来源于放线菌，放线菌也因此成为工程改造的热点。统计结果显示，超过 21.5% 的微生物次级代谢产物都带有糖基取代，在这些糖基化产物中又有超过半数以上的化合物为活性结构类型，如氨基糖苷类、大环内酯类、四环素类等，且这些糖基直接或间接地参与药物发挥生物活性，因此糖基侧链的改变对化合物的活性甚至作用机制都有很大的影响。这提示我们，可以通过改变化合物糖基的结构来获得新活性和新作用机制的活性化合物，但是要利用生物合成方法对化合物的糖基侧链进行改造。目前在微生物中发现的糖种类超过 344 种，其中大部分是 6-脱氧己糖。

1.2.1 糖的合成研究现状

1.2.1.1 糖的化学合成

化学合成修饰一直以来都是现代药物开发的主要手段，随着对活性化合物中糖基作用了解的逐渐深入，近 30 多年来对糖的化学合成和化合物的糖基化修饰研究越来越多，也取得了很多的研究成果。虽然单糖分子结构很小，却存在连续的多个手性中心和羟基，因此在合成过程中存在很大的立体选择性和羟基选择性保护的问题，这些都很大程度地影响了最终的收率。

单糖的合成一般有两种途径，一是利用简单的二碳、三碳等小分子结构单元全合成目标糖；二是利用结构相似的常见糖（如葡萄糖、半乳糖等）修饰改造而来。由于全合成方式最终产物的立体选择性较难控制，所以利用常见糖修饰改造获得其他糖结构的方法运用较多，但是该方法同样存在手性中心保护的问题。

6-脱氧糖是一类在自然界分布广泛的脱氧糖之一，对该类型糖的合成研究中，Crich 等建立的立体选择性合成 β-D-吡喃鼠李糖苷类化合物（β-D-rhamnopyranosides）是一个非常成功的例子，该方法通过在甘露糖硫苷的 4,6 位引入大基团保护基 4,6-O-{α-[2-(2-碘苯基)乙基硫醚基]苯亚甲基}，在 BSP/Tf$_2$O 条件下强制形成 β-糖苷键，然后再利用 Bu$_3$SnH 处理脱去 4,6 位大基团保护基，同时实现 6 位脱氧（如图 1-12a 所示）。该方法的优点是能立体专一性地生产 β-糖苷键，同时在去除 4,6 位保护基时可选择性脱去 6 位羟基。然而，要实现 6 位脱羟基，保护基 4,6-O-[α-(2-(2-碘苯基)乙基硫醚基)苯亚甲基] 必须连接在甘露糖（或 4,6 位与甘露糖相同的糖）的 4,6 位羟基上，这就必须对糖结构中的其他羟基进行保护。要选择性地留下两个羟基势必是一个复杂的过程，而整个反应过程也需要多种特殊的试剂。而在生物体内以葡萄糖-1-磷酸为底物实现 6 位羟基反应仅需要两步酶催化过程即可。首先，在核苷酸转移酶 Ep 作用下将葡萄糖-1-磷酸活化为 NDP-葡萄糖；然后，再在 NDP-葡萄糖-4,6-脱水酶 Eod 的作用下即可实现 6 位脱羟基反应［如图 1-12(b) 所示］。

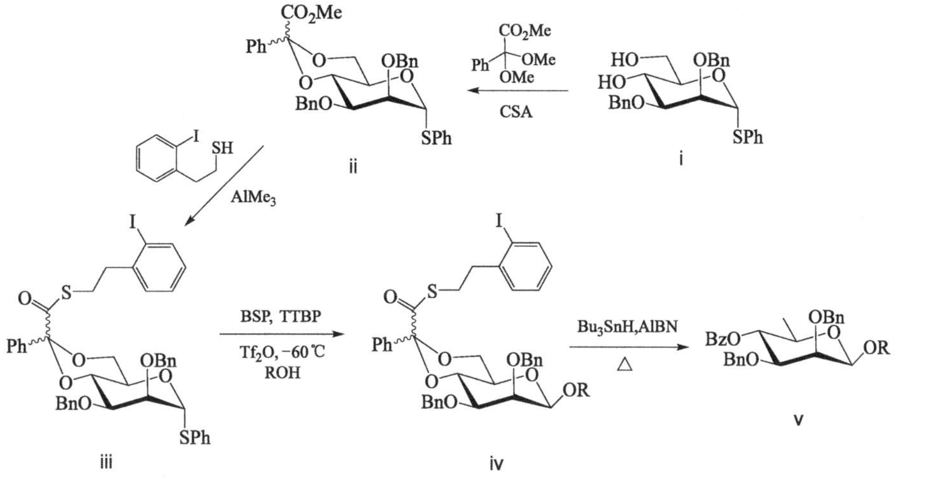

(a) Crich法合成 β-D-吡喃鼠李糖苷流程

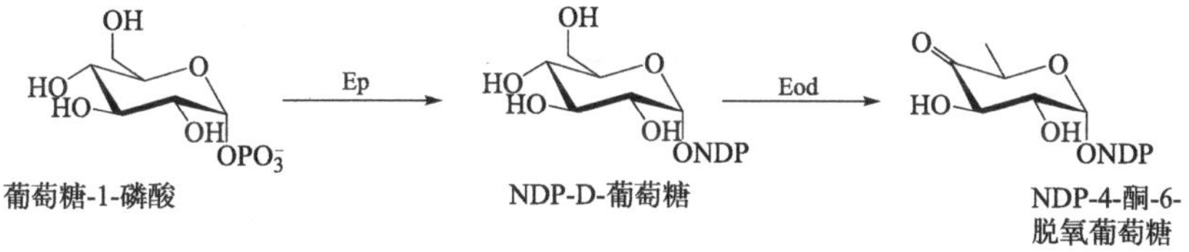

(b) 生物体实现6位脱氧过程流程

图 1-12　化学合成与生物合成 6-脱氧糖过程对比

因为糖的多手性、多羟基结构特点造成化学合成的难度高，限制了其在药物结构修饰中的应用范围，但是随着各种新的合成技术的成功开发，其在药物开发中的应用也将越来越广。

1.2.1.2　微生物中糖基的合成

在生物体内要利用常见糖合成稀有糖的第一步是单糖的活化，单糖需经过核苷酸转移酶作用生成活化的 NDP-糖（少部分为 NMP-糖），才能被下游的糖基合成酶及糖基转移酶所识别、利用。NDP-糖大多以葡萄糖-1-磷酸为起始底物，在核苷酸转移酶作用下生成 NDP-α-D-葡萄糖。葡萄糖-1-磷酸来源于初级代谢产物葡萄糖-6-磷酸或果糖-6-磷酸。NDP-4-酮-6-脱氧-D-葡萄糖（NDP-4-keto-6-deoxy-D-glucose）被认为是绝大多数 6-脱氧糖基合成的共有中间体，其由 NDP-D-葡萄糖在 NDP-己糖-4,6-脱水酶（NDP-hexose-4,6-dehydratase）的作用下生成。该通用中间体通过发生氧化、还原、脱氧、差向异构化、基团转移、重排等反应生成结构多样的 NDP-糖（图 1-13）。随着现代生物学技术的不断发展，与各种糖合成有关的基因簇不断地被克隆和鉴定。研究人员通过对糖合成过程中的各基因进行体内基因缺失和异源表达等方法，同时结合突变菌的次级代谢产物的变化，完全或部分阐明了多种糖的生物合成机制。*Aneurinibacillus thermoaerophilus* L420-91^T 菌中的 D-Fuc*p*3NAc，*Streptomyces venerzulae* ISP5230 菌产的捷达霉素（jadomycin）B 结构中的 L-洋地黄毒糖（L-digitoxose）等的生物合成机制都是采用此类方法阐明。

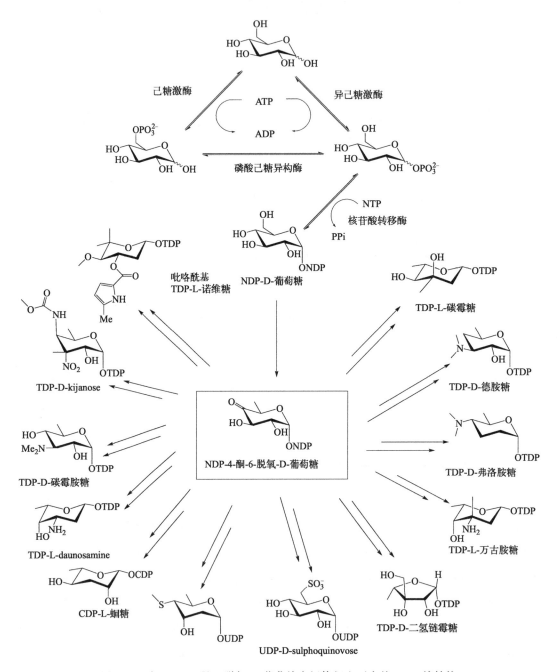

图 1-13　由 NDP-4-酮-6-脱氧-D-葡萄糖中间体衍生而来的 NDP-糖结构

　十六元大环内酯查尔霉素和阿德加霉素的生物合成机制研究

糖基转移酶只能识别活化的 NDP-糖。因此，NDP-糖的合成是体外酶学修饰天然化合物的关键基础。生物体内的 NDP-糖是由糖-1-磷酸在核苷转移酶作用下生成的，而糖-1-磷酸是糖分子在糖磷酸激酶作用下生成的，所以获得具有底物广泛识别性的糖磷酸激酶有助于获得更多的多样的糖-1-磷酸。Thorson 等利用定向进化（directed evolution）的方法改造大肠杆菌来源的半乳糖激酶 GalK，获得的一个突变体 Y371H 可识别野生型 GalK 所无法识别的 D-塔洛糖（D-talose）、6-氨基-D-半乳糖（6-amino-D-galactose）、D-半乳糖醛酸（D-galacturonic acid）、L-阿卓糖（L-altrose）、L-葡萄糖（L-glucose），基于 GalK 晶体结构获得的突变体 M173L 可识别 C-4 位异构的半乳糖类似结构为底物，而 Y371H-M173L 双突变体的底物广泛性进一步拓展，除具有野生型和单突变体的底物识别能力外，还能识别叠氮基糖等非天然来源糖作为底物。Wang 等从 *Bifidobacterium infantis* 中获得了一个具有较高底物广泛性且催化活性较大肠杆菌来源更高的半乳糖激酶（BiGalK）。这为体外合成 NDP-糖用于天然产物糖基化改造提供了更多可利用的原料。

获得了糖-1-磷酸，接下来需利用核苷酸转移酶对其进行 NDP 活化。Thorson 等基于对沙门氏菌（*Salmonella enterica* LT2）来源的 α-D-吡喃葡萄糖磷酸胸腺嘧啶转移酶（α-D-glucopyranosyl phosphate thymidylyltransferase）（Ep）RmlA 与产物 UDP-葡萄糖和底物 TTP 的复合物晶体结构的解析，运用基于结构的蛋白定向改造成功拓宽了其对底物的利用能力，最终 Ep 及其突变体可以利用多达 30 种结构的糖-1-磷酸合成相应的 UDP-糖。

NDP-4-酮-6-脱氧-α-D-葡萄糖是绝大多数 6-脱氧糖生物合成中间体，因此合成中间体 NDP-4-酮-6-脱氧-α-D-葡萄糖是仿生合成各种 6-脱氧糖的必经之路。Liu 等建立了非常成熟的 NDP-4-酮-6-脱氧-α-D-葡萄糖制备方法，极大地促进了天然来源 NDP-糖的体外合成。该前体经过下游异构酶、脱氢酶、酮基还原酶以及转氨酶等作用，可最终获得不同结构的 NDP-糖。到目前为止，通过体外建立多酶连续反应体系，已成功合成了泰乐菌素中 D-碳霉糖、chloroeremomycin 中 L-epivancosamine，多杀菌素中 D-弗洛胺糖，kijanimicin 中 L-洋地黄毒糖，红霉素和酒霉素中的 D-德胺糖以及 D-耶尔森糖（D-yersiniose）等超过 10 种 NDP 活化的稀有糖。已报道的代表性脱氧糖的生物合成途径见图 1-14。

1.2.2 生物合成法天然产物糖基化改造研究现状

1.2.2.1 天然产物中糖基转移酶的功能研究

糖基转移酶催化 NDP-糖与配糖体反应，生成相应的糖基化产物。因此，糖基转

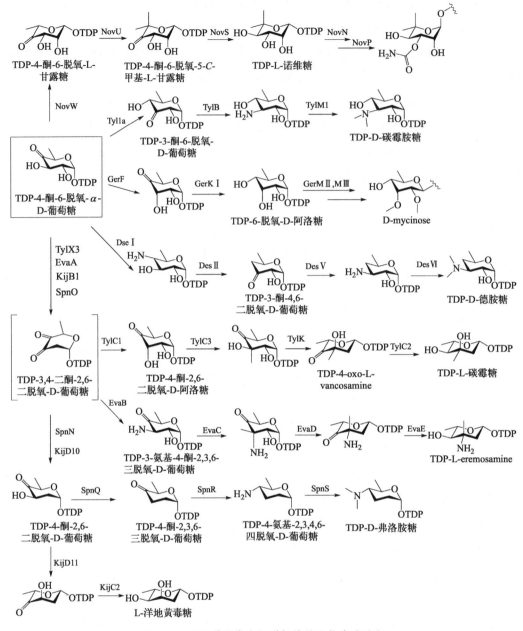

图 1-14　已报道的代表性脱氧糖的生物合成途径

移酶（glycosyltransferase，GTs）是连接糖配体和糖苷类化合物的桥梁。根据酶结构特征的不同，GTs 可分为两个家族 GT-A 和 GT-B。GT-A 家族的 GTs 含有两个紧密相连的结构域，分别负责与 NDP-糖和配糖体结合，该类型的 GTs 通常需要金属离子（Mg^{2+} 或 Mn^{2+}）参与才能表现催化活性，金属离子主要在催化过程中协调 NDP-糖中的磷酸基相互作用，同时中和 NTP 离去基团所产生的负电荷。真核生物中高尔基体和内质网中与多糖合成相关的酶大多都属于 GT-A 家族。GT-B 家族的 GTs 具有两个相似的被连接臂隔开的罗斯曼式卷曲结构域（Rossmann-type domain），GTs 催化

十六元大环内酯查尔霉素和阿德加霉素的生物合成机制研究

活性中心位于两个结构域之间。与 GT-A 家族不同，GT-B 家族的 GTs 在与 NDP-糖结合和催化反应过程中不需要金属离子的参与。该类 GTs 在自然界中广泛存在，绝大多数的原核生物中次级代谢产物糖苷化的糖基转移酶和 O-GlcNAc 转移酶都属于 GT-B 家族。根据催化反应后立体结构的变化不同，GTs 又可被分为翻转型糖基转移酶（inverting GTs）和保持型糖基转移酶（retaining GTs）。

GTs 催化 NDP-糖与配糖体以 O-、C-、N-或 S-等苷键连接，其中大多数以 O-苷键连接。大多数 GTs 催化苷键生成过程不需要辅助蛋白或辅助因子的参与，但近些年研究人员发现一小类催化 O-苷键生成的 GTs 需要有辅助蛋白的参与才能正常发挥催化活性。Liu 等研究发现，酒霉素、苦霉素合成中的德胺糖转移酶 DesⅦ 的活性需要辅助蛋白 DesⅧ 的协助，并且还发现 DesⅦ 被 DesⅧ 激活后就不再需要 DesⅧ，也能继续发挥催化活性。Yuan 等在研究红霉素中糖基转移酶 EryCⅢ 时也发现了类似的结果，EryCⅢ 需要 EryCⅡ 来激活其活性，但到目前为止该类蛋白发挥作用的机制尚不明确。催化 C-苷键形成的 GTs 比较少见，其中研究较多的有 UrdGT2 和 IorB。UrdGT2 被证实可催化 Urdamycin C-9 位 D-olivose 碳苷键的形成。Fischbach 等通过体外酶催化实验证实了 IorB 可以催化 UDP-葡萄糖，以 C-苷键的形式连接至配糖体肠杆菌素（enterobactin）上。含有 N-苷键的化合物也比较少见，主要见于吲哚并咔唑（indolocarbazole）类化合物结构中，研究较多的有星形孢菌素（staurosporine）和安丝菌素（ansamitocins）合成途径中的 GTs StaG 和 Asm25，其中 Asm25 是首例经过体外生物催化合成实验验证过的 N-苷键形成的 GTs。

进行糖基侧链结构改造的工作，成功的关键因素在于一个具有广泛底物利用能力的 GTs。底物广泛性包括两个方面，即对 NDP-糖和配糖体两种底物的利用能力。体内研究工作显示，越来越多具有底物广泛性的 GTs 被发现。例如前文提到的 *Streptomyces venerzulae* 中的德胺糖转移酶 DesⅦ，*Streptomyces fradiae* Tü2717 中的 D-olivose 转移酶 UrdT2 等都有较高的底物广泛性。

天然来源的具有一定底物广泛适应性的 GTs 或多或少都存在一定的底物局限性。为进一步拓宽 GTs 的底物广泛性，以获得结构多样的新糖基修饰天然产物，随机突变、定向进化以及结构域替换等方法被用于 GTs 的结构改造中，用以获得底物识别能力更为广泛的 GTs。Urdamycin 生物合成基因簇中存在两个氨基酸序列相似性非常高的 GTs（91%序列一致性）：UrdGT1b 和 UrdGT1c，但催化的糖基底物却不同（图 1-15）。UrdGT1c 催化 NDP-L-夹竹桃糖（NDP-L-rhodinose）与水绫霉素（aquayamycin）上 D-olivose 的 3-OH 连接生成二糖侧链，而 UrdGT1b 催化 NDP-D-olivose 连接至前面二糖侧链中末端糖基 L-rhodinose 的 4-OH 上形成三糖侧链。序列分析 UrdGT1b 和 UrdGT1c 的不同之处主要集中在 N 端的 31 个氨基酸区域，因此推测该区域可能与底物的特异性有关。Hoffmeister 等对这两个区域片段进行互换，将

UrdGT1b 中这段区域氨基酸序列替换为 UrdGT1c 中对应区域序列，获得的重组 UrdGT1b 表现出类似于 UrdGT1c 的催化活性，同样将 UrdGT1c 中这段区域氨基酸序列替换为 UrdGT1b 中的对应区域序列，得到的重组 UrdGT1c 也获得了类似 UrdGT1b 的催化活性。进一步深入研究发现，这段 31 个氨基酸长度的区域中其实只有 10 个氨基酸残基是决定两者不同底物特异性的关键。Hoffmeister 等对这 10 个氨基酸进行饱和突变，获得了一类具有新催化活性的突变体，该类突变体可将 NDP-D-olivose 连接至二糖侧链中第一个糖基 D-olivose 的 C-4 位羟基上，生成一个含有分支糖基侧链修饰化合物 Urdamycin P，同时，该类突变体中不同程度保留了 UrdGT1b 或 UrdGT1c 的活性。

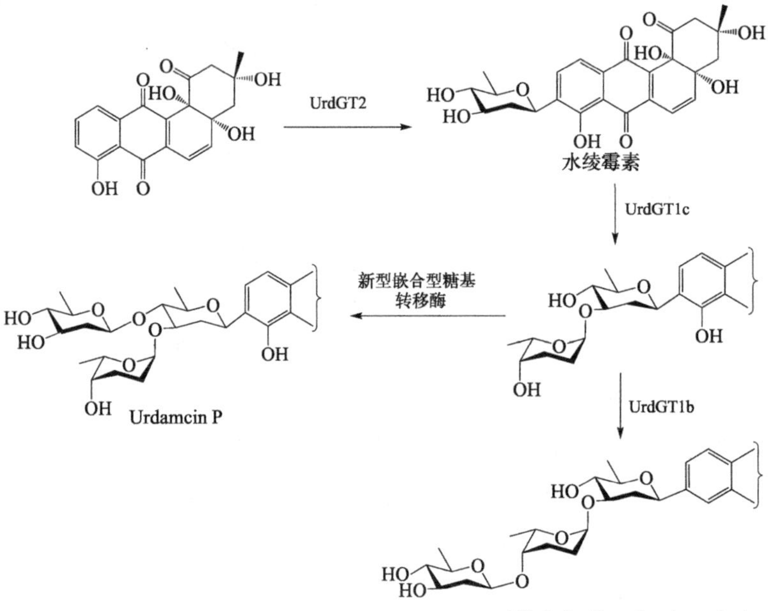

图 1-15　氨基酸突变改造的 UrdGT1b/1c 催化的新糖基化反应

Landomycin 生物合成途径中的糖基转移酶 LanGT2 和 Urdamycin 生物合成途径中的糖基转移酶 UrdGT2 功能相似，均负责将 NDP-D-olivose 连接到苷元母核上。但是 LanGT2 是催化形成 O-苷，而 UrdGT2 则形成更为稳定的 C-苷。Bechthold 等以 UrdGT2 的晶体结构以及 UrdGT2 与 LanGT2 同源性比对为基础，采用电脑建模的方式推测 LanGT2 的活性位点区域，理性设计构建了一系列的 LanGT2 突变体，其中一个发生了 10 个氨基酸替换的突变体获得了催化 C-苷形成的能力，推测该区域为催化 C-苷和 O-苷差异的重要位置，Bechthold 等也以此推测了 C-苷和 O-苷形成的机制。

竹桃霉素（oleandomycin）合成途径中的 GTs OleD 被证明对糖基底物及配糖体具有一定的底物广泛性。Thorson 与其团队通过定向进化等方法对 OleD 进行改造，获得了多个底物识别能力更加广泛的 OleD 突变体，可识别的底物涵盖 10 多种已知糖基底物和 70 多种配糖体，其中一个 OleD 三点突变体 PSA（P67T，S132F，A242V）能够利用 22 种糖基中的 15 种，而野生型的 OleD 只能利用其中的 3 种，同时该三点突变体还能将 UDP-葡萄糖连接到 137 种糖配体库中的 71 种上，而且还能以 S-和 N-苷键形式将 UDP-葡萄糖连接到部分糖配体上。这极大地拓展了糖基转移酶 OleD 的底物广泛性。

Ye Min 课题组从 *Trollius chinensis* 中克隆获得一个罕见的 2″-O-半乳糖转移酶 TcOGT4，能够立体选择性催化 17 种黄酮 8-C-β-D-葡萄糖碳苷类的 2″-O-半乳糖基化，通过对 TcOGT4 的氨基酸序列进行同源建模分析，确定 361 位的脯氨酸是糖基选择性的关键，通过对该位置的氨基酸突变研究获得的突变体 P361W 具有较高的葡萄糖识别活性，并用该突变体将 TcOGT4 能识别的 17 种底物中的 10 种实现了葡萄糖基化。该课题组还从 *Trollius chinensis* 克隆到一个具有高度区域选择性、底物杂泛性的黄酮-3-O-葡萄糖基转移酶（flavonoid 3-O-glycosyltransferase）（Sb3GT1），其在体外酶催化实验中能够识别五种糖基供体（UDP-Glc/-Gal/-GlcNAc/-Xyl/-Ara）以及 17 种黄酮作为糖基受体，实现 3-O-糖基化。

YjiC 是来源于地衣芽孢杆菌（*Bacillus licheniformis*）中的具有广泛底物杂泛性的糖基化酶，能够催化生成 C-、N-、S-苷，被广泛用于天然产物的糖基化改造。韩国学者 Sohng 还从 *Bacillus licheniformis* DSM13 中克隆到两个能够非选择性催化生成 C-、N-、S-苷并具有广泛底物杂泛性的 Leloir 糖基转移酶（YdhE 和 YojK），能够利用多种不同类型的 NDP-D/L 糖对 20 种不同类型的总共 59 种结构类型的化合物实现 C-、N-、S-苷化，这些酶还显示出一锅转糖基化的催化可逆性，因此在药物发现中的糖多样化天然产物的生物合成中具有成本效益。

1.2.2.2　糖基侧链改造研究

近年来，越来越多的糖生物合成基因簇及其对应的糖基转移酶基因被发现，并且相应蛋白的作用机制被阐明，研究人员开始尝试使用组合生物合成法来获取新的糖基结构类型修饰的活性化合物，并取得了较多的成果。随着技术的不断发展成熟，利用生物合成方法改造天然产物糖基侧链也逐渐成为一种获得新型活性化合物的主要的手段之一。下面从体内基因工程和体外酶工程两个角度对近年来利用生物学方法进行糖基改造的成果进行介绍。

（1）体内基因工程法改造糖基侧链

① 基因中断法

在验证基因簇中各基因的功能时，一般通过体内基因缺失并结合突变菌株代谢产物变化分析推测目标基因的功能，然后异源表达获得蛋白，利用体外酶催化合成的方式来研究其作用机制。在某些情况下缺失与糖生物合成有关的特定基因后，生成的中间体仍然能被下游酶和GTs所识别而合成相应的糖基修饰产物。在研究与糖生物合成有关基因的过程中研究人员们发现了很多新的代谢产物。

在德胺糖（D-desosamine）的合成途径中，DesⅤ和DesⅥ分别负责糖上C-3位的氨基取代和氨基甲基化。Liu等在研究这两个酶功能的过程中发现，分别中断这两个酶的表达后，糖的中间体再被下游其他酶继续识别，同时被糖基转移酶DesⅦ识别，生成新糖基取代的产物（图1-16）。类似的报道在红霉素结构中的L-碳霉糖生物合成途径研究中也有报道。敲除*Streptomyces fradiae* Tü2717中urdamycin生物合成基因簇中编码NDP-4-酮-2,6-二脱氧葡萄糖还原酶的基因*urdR*后，发现了三个新型的urdamycin型碳苷（**28～30**）（图1-17）。

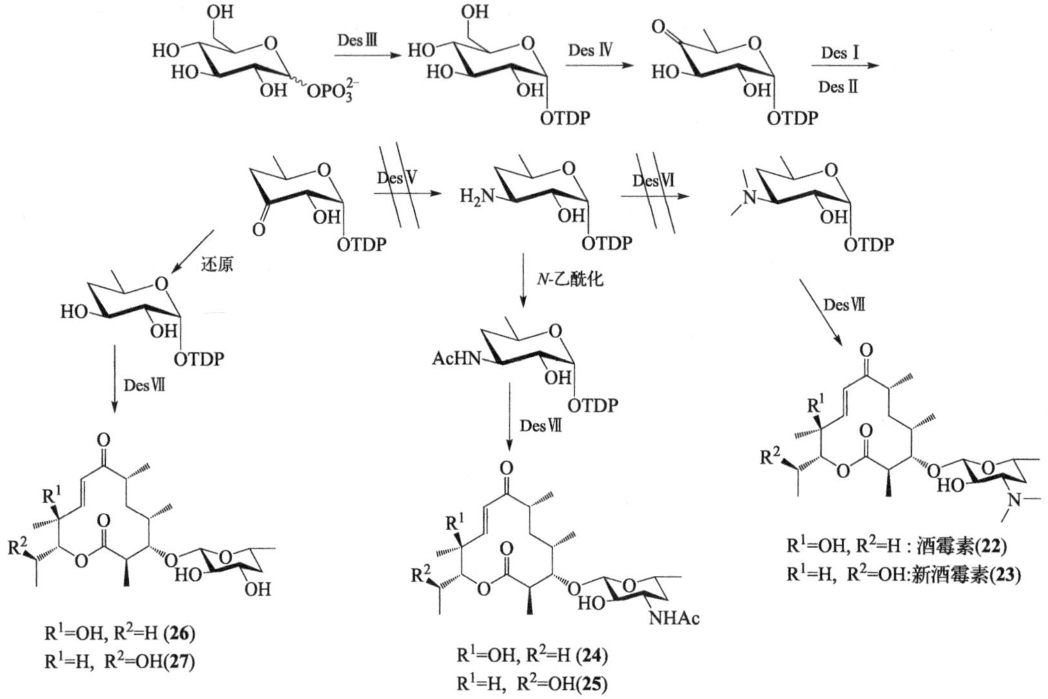
Des Ⅲ
Des Ⅳ
Des Ⅰ
Des Ⅱ
OTDP
Des V
Des Ⅵ
还原
N-乙酰化
Des Ⅶ
R¹=OH, R²=H (26)
R¹=H, R²=OH(27)
R¹=OH, R²=H (24)
R¹=H, R²=OH(25)
R¹=OH, R²=H : 酒霉素(22)
R¹=H, R²=OH:新酒霉素(23)

图1-16 D-德胺糖的生物合成途径研究

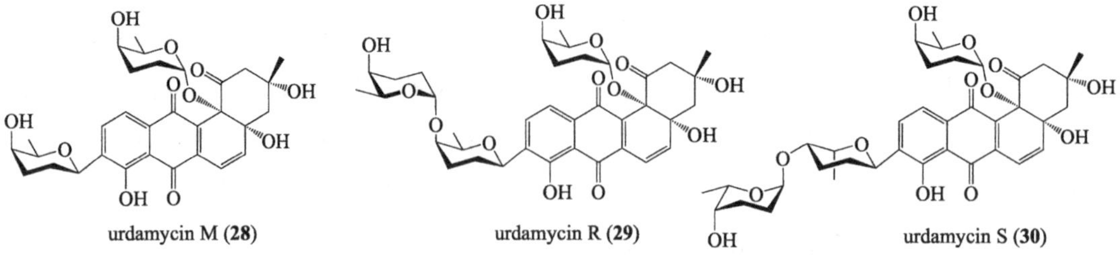
urdamycin M (28)
urdamycin R (29)
urdamycin S (30)

图1-17 敲除基因*urdR*获得的urdamycin衍生物结构

在多糖基取代的化合物中，通过敲除部分GTs来获得不同糖基组合的化合物是获得新糖基取代化合物的常用手段。如Landomycin A（图1-18，**31**）是由*Streptomyces cyanogenus* S136产生的一种含有六糖侧链的角蒽环类抗生素，在其生物合成基因簇中只发现了 4 个糖基转移酶（LanGT1，LanGT2，LanGT3 和 LanGT4），负责结构中六糖侧链的形成。在后续对这些 GTs 的研究中，研究人员通过体内分别中断这些基因的表达，获得了一些糖基发生改变的新的衍生物（图 1-18），再结合异源表达的方法明确了这 4 个糖基转移酶的相应功能。类似的研究方法在 Tiacumicin B，Lobophorin，Urdamycin 的研究中也都有应用。

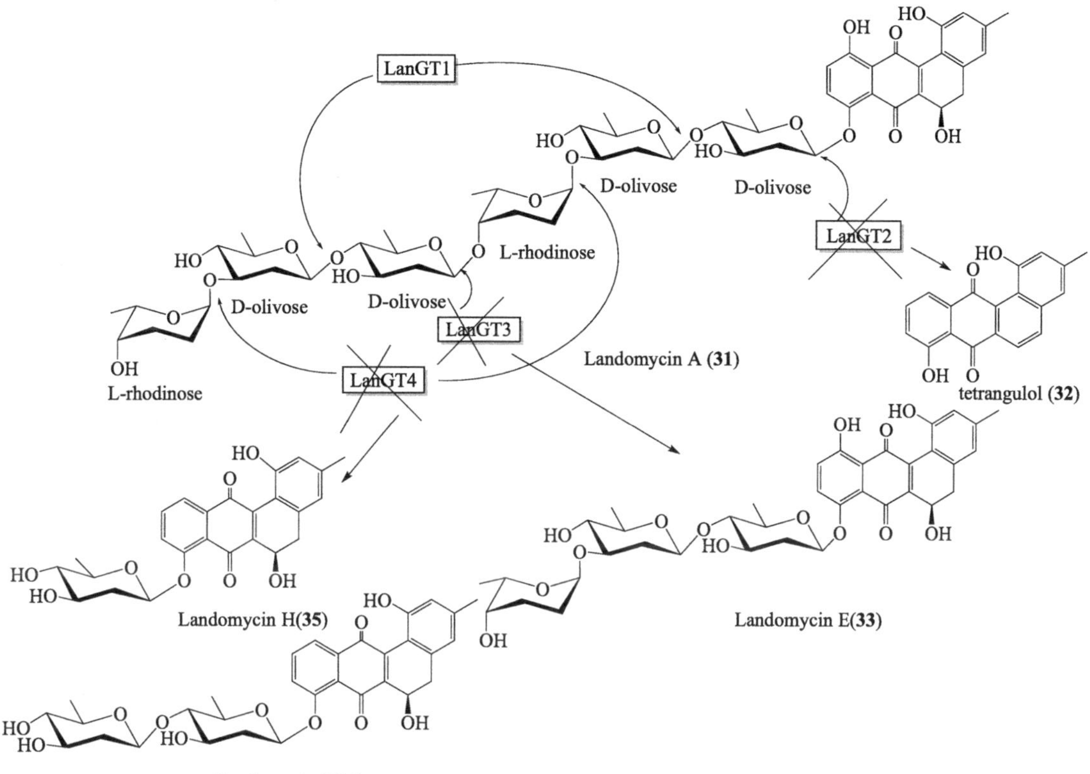

图 1-18　Landomycin A 生物合成中的糖基转移酶功能及基因敲除实验获得的衍生物

Anthracyclines 是一类良好的抗肿瘤药物，前面我们提到该类型化合物结构中的脱氧糖基取代是该类化合物具有抗肿瘤活性的关键，因此在研究该类型化合物的生物合成的同时也有关于敲除脱氧糖和聚酮骨架生物合成相关后修饰基因来获得更多新化合物的研究，如诺加霉素（nogalamycin）生物合成基因簇中有三个与诺加胺糖（L-nogalamine）合成后修饰相关的酶：Rieske 酶 SnoT 和两个非血红色 Fe（Ⅱ）及 α-酮戊二酸依赖酶（SnoK，SnoN）。在对这几个基因的异源表达与敲除实验中获得了多个不同糖基修饰的化合物（图 1-19）。此外还有利用柔红霉素（daunorubicin）和阿霉素（doxorubicin）聚酮骨架合成基因与其他脱氧糖合成基因进行组合生物合成的研究，但是获得的新糖基取代产物产量过低，只能被 HPLC-ESI-MS/MS 检测到，而无法分离获得足够量进行 NMR 分析。但是也为该类型化合物的生物合成法改造获得新活性化合物奠定了基础。

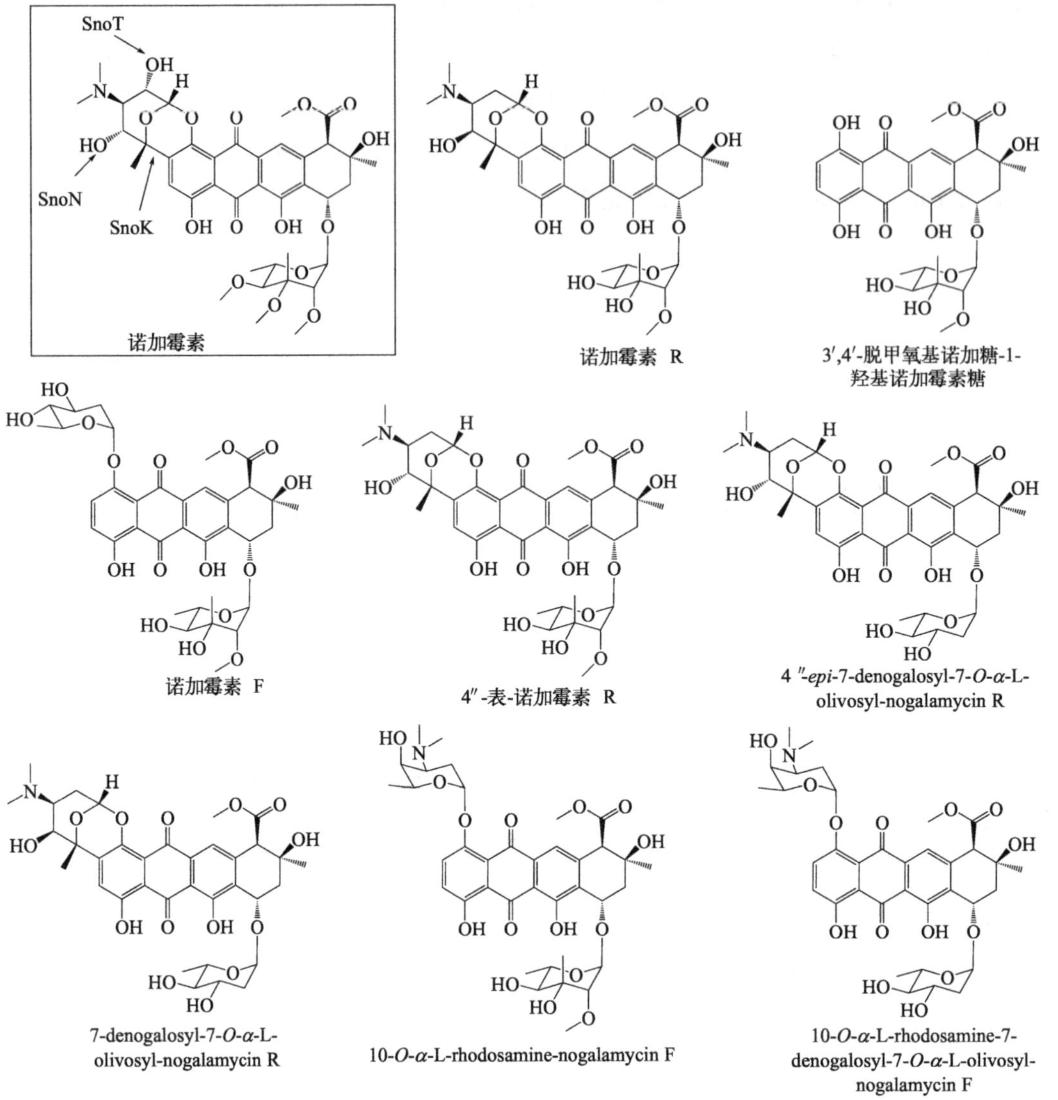

图 1-19 基因敲除法获得的 anthracyclines 新结构

② 组合生物技术

组合生物技术是通过对糖生物合成途径进行代谢工程改造，使其产生根据酶功能特点设计的目标产物。利用此方法在对 *Streptomyces peucetius* 所产生的抗癌药物阿霉素以及 *Streptomyces venezulae* 产生的酒霉素、苦霉素的修饰研究中获得了多种新糖基修饰的化合物。

很多 GTs 对底物识别都比较广泛，因此异源引入一些能形成特殊苷键而对底物具有广泛使用性的 GTs，或在底物广泛性较好的菌株中表达合成菌株自身无法合成的糖生物合成基因也能实现天然产物的糖基化修饰。Bechthold 等在研究 landomycin A（**31**）生物合成基因簇涉及的 4 个 GTs（LanGT1，LanGT2，LanGT3 和 LanGT4）时，通过蛋白序列对比发现这 4 个酶与 urdamycin A（**36**）基因簇中的 4 个 GTs 高度同源：a. UrdGT2 与 LanGT2 相似；b. UrdGT1b 和 UrdGT1c 与 LanGT1 和 LanGT3 高度同源；c. UrdGT1a 与 LanGT4 同源性最高。而且 landomycin 和 urdomycin 的糖基侧链连接的空间位置也类似（图 1-20），此时 urdamycin 基因簇中的 4 个 GTs 的功能已经被准确地阐明。这提示这两个化合物中的糖基转移酶可能有良好的兼容性。

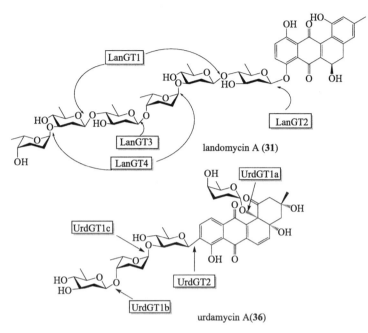

图 1-20　urdamycin 和 landomycin 生物合成中糖基转移酶的功能

Bechthold 等首先利用 *Streptomyces fradiae* Tü2717 构建了 *urdGT*1a、*urdGT*1b 和 *urdGT*1c 基因缺失的突变菌株 *Streptomyces fradiae* A-x，其主要产生水绫霉素（**37**）。然后在其中分别表达 LanGT1 和 LanGT4 以及 4 种 LanGTs 的相互组合，获得了一系列新的糖基修饰的化合物（图 1-21）。同时又构建了 *lanGT2* 基因缺失的突变菌株 *S. cyanogenus* △lanGT2，其主要产生 tetrangulol（**32**）。然后将 *Streptomyces fradiae* Tü2717 中的 C-苷转移酶 LanGT2 在其中表达，获得了一个新的 tetrangulol 碳苷衍生物（图 1-22，**43**）。

Rohr 和他的团队在对光辉霉素（mithramycin，**45**）的改造研究中，通过中断基因簇中负责 D-mycarose 甲基支链合成基因 *mtmC*（该基因还可能与 D-olivose 合成中 4-酮还原酶的活性有关）构建了主产物为缺少 D-碳霉糖取代的光辉霉素（脱碳霉糖基光辉霉素，**47**）的突变菌株 *Streptomyces argillaceus* M7C1，然后将携带编码 D-amicetose 合成基因的质粒 pFL845 导入突变株中获得菌株 *Streptomyces argillaceus* M7C1-pFL845，在其代谢产物中除发现了脱碳霉糖基光辉霉素外，还发现 4 个新的代谢产物：dideolivosyl-6-β-D-amicetosyldemycarosyl-2-O-β-D-oliosyl-3C-β-D-olivo-sylmithramycin（**51**），dideolivosyl-6-β-D-amicetosyldemycarosylmithramycin（**52**），

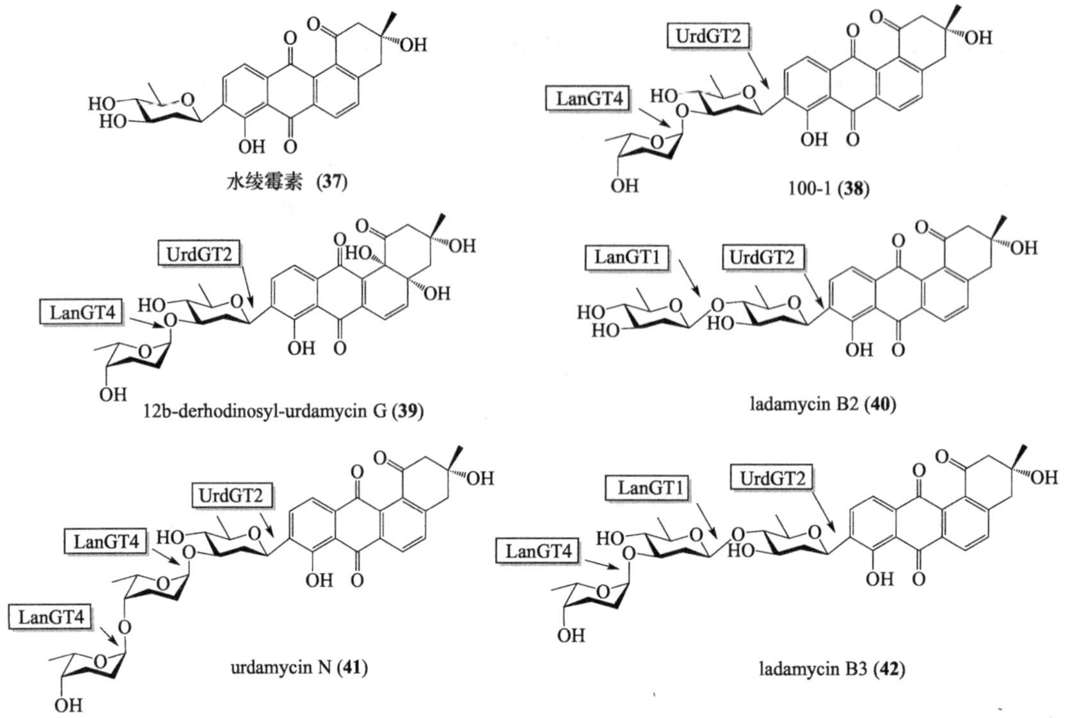

图 1-21 在突变菌株 *S. fradiae* A-x 中表达不同糖基转移酶获得的新产物

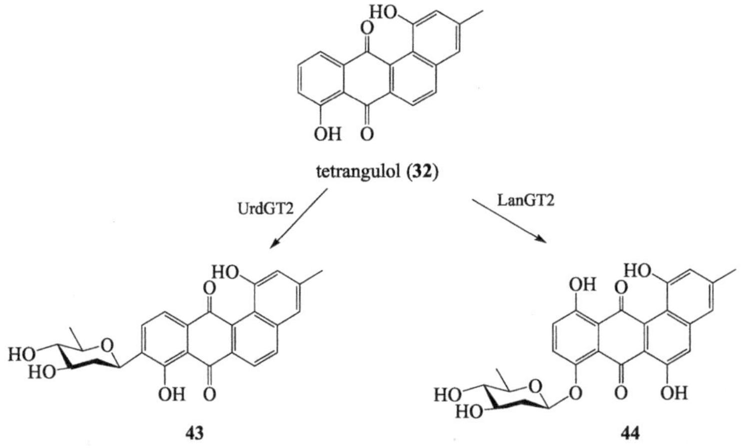

图 1-22 在突变菌株 *S. cyanogenus* △lanGT2 中表达不同糖基转移酶获得的新产物

deoliosyldemycarosyl-3C-β-D-amicetosylmithramycin（**53**），和 dideolivosyl-6-β-D-amicetosyldeoliosyldemycarosyl-3C-β-D-amicetosylmithramycin（**54**）。另外，还通过中断基因簇中的一个羰基还原酶基因 *mtmW*，构建了产生 3 位碳链发生变化的光辉霉素类化合物（图 1-23，**48～50**）的突变菌株 *Streptomyces argillaceus* M3W1。然后，向其中分别导入携带合成 NDP-D-洋地黄毒糖编码基因的质粒 pMP3*BⅡ 和携带编码 NDP-4-酮-L-olivose 基因的质粒 pKOL 构建成菌株 *Streptomyces argillaceus* M3W1-pMP3*

十六元大环内酯查尔霉素和阿德加霉素的生物合成机制研究

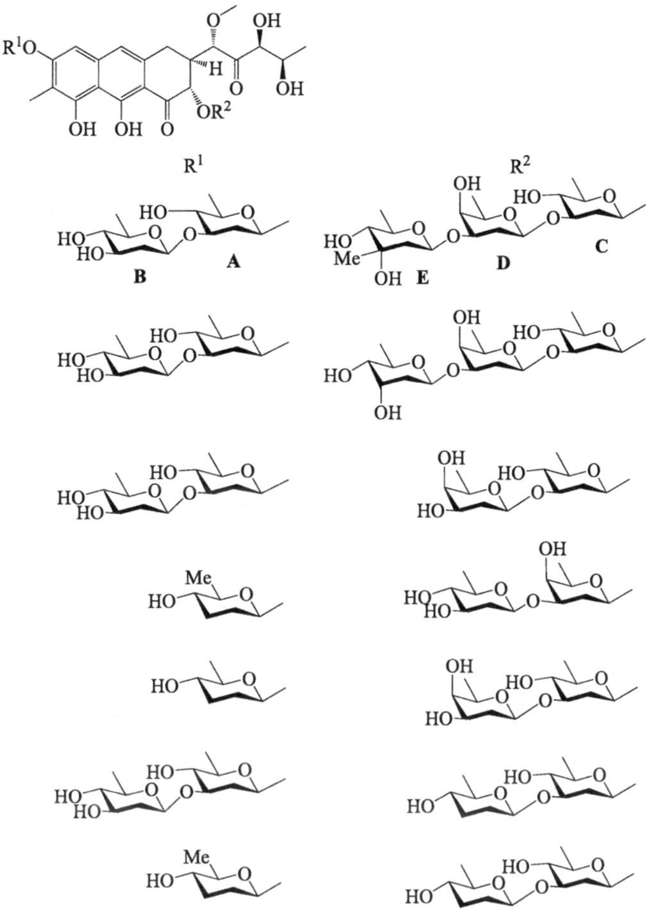

光辉霉素(45)

脱碳霉糖基-3-β-D-
洋地黄糖基光辉霉素(46)

脱碳霉糖基光辉霉素(47)

51

52

53

54

(a) 突变菌株*Streptomyces argillaceus* M7C1-pFL845生产的化合物结构

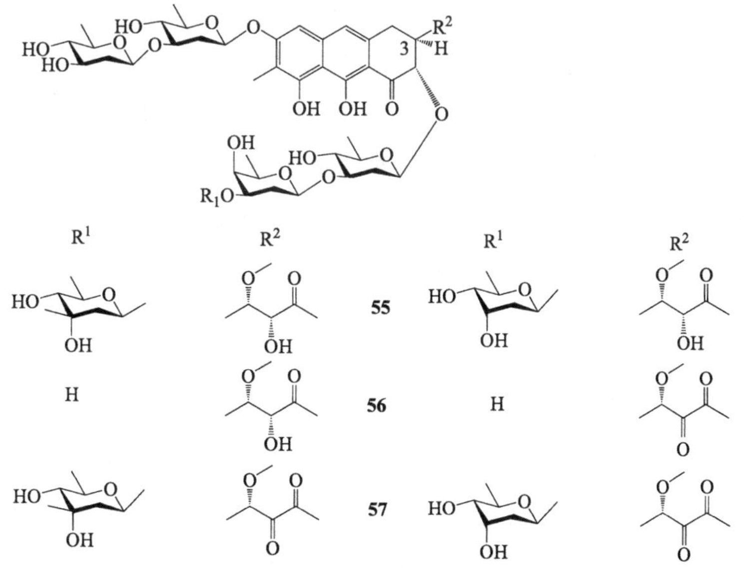

光辉霉素SK(48)

脱碳霉糖基光辉霉素
SK(49)

光辉霉素SDK(50)

(b) 突变菌株*Streptomyces argillaceus* M3W1-pMP3*BⅡ生产的糖基改变和3位支链变化的新产物结构

图 1-23　组合生物合成获得的新的光辉霉素类衍生物

BⅡ 和 *Streptomyces argillaceus* M3W1-pKOL。*Streptomyces argillaceus* M3W1-pMP3*BⅡ代谢产物中发现 3 个新的代谢产物：脱碳霉糖基-3D-β-D-洋地黄糖基光辉霉素 SK（**55**），脱碳霉糖基光辉霉素 SDK（**56**），脱碳霉糖基-3D-β-D-洋地黄糖基光辉霉素 SDK（**57**），同时，*Streptomyces argillaceus* M3W1-pKOL 也能产生化合物 **55**、**57**。Rohr 和他的团队同时还对获得的新代谢产物进行了体外活性测试，活性结果显示 **55**、**57** 抗肿瘤活性较光辉霉素强，且 **55** 的毒性较光辉霉素显著降低，动物水平的药效学、药动学研究也显示，脱碳霉糖基-3D-β-D-洋地黄糖基光辉霉素 SK（**55**）非常有希望开发成抗癌药物。近年来，该化合物的抗肿瘤机制及毒性机制也逐步地被阐明，使其开发为新型抗癌药物的前景更加明朗了。

这种基于"糖基合成载体"的组合生物合成方法是获得新糖基修饰的天然产物的重要手段，尤其针对那些具有较好抗肿瘤活性但细胞毒副作用较大的天然化合物。通过糖基侧链结构的改造，同时结合对母核的部分改造，在某些情况下，可以获得生物活性提高或保持，而毒副作用降低的新化合物，因而成为新药开发的一种有效手段。另外，通过引入一些携带不同糖基生物合成基因的表达载体，分析对应代谢产物糖基结构的变化影响，一方面，可快速测试 GTs 对糖基底物的识别能力，利于深入挖掘 GTs 的底物广泛性；另一方面，通过变化糖基合成载体中的基因组合，结合分析代谢产物取代糖基的变化，有助于在体内研究糖基合成基因功能的同时获得一些非自然来源的新型糖结构。

（2）体外酶学改造

基于体内基因工程方法的研究，天然产物糖基化修饰过程中有关糖合成和糖基转移酶的机制和功能越来越多地被我们所了解。为了充分利用各种糖基合成酶以及 GTs 来实现化合物的结构改造，研究人员开始把目光投向体外酶学的研究，并在此基础上发展出了天然产物糖基侧链体外酶学改造法。体外酶学改造法的实现，首先是需要从体外合成活化的底物 NDP-糖，其次是表达获得具有底物广泛性的 GTs，进而建立酶学水平的糖基转移反应体系，最终获得新糖基修饰的天然产物。

Thorson 等在大肠杆菌中大量表达 *Streptomyces lividans* 来源的糖基转移酶 MGT 和 *Streptomyces antibioticus* 来源的糖基转移酶 OleD 和 OleI，然后分别使用这 3 种 GT，以 18 种 NDP-糖作为糖基供体对大环内酯红霉素和泰乐菌素进行修饰，最终获得了 12 个带有不同糖基取代的新大环内酯类抗生素。以 OleD 为基础获得的突变体 PSA（P67T，S132F，A242V）能够利用更多的糖基和糖配体结构，随后 Thorson 等在大肠杆菌中表达经工程改造过的具有广泛底物识别能力的糖基转移酶 OleD-PSA、磷酸化激酶 GlK-M173L/Y371H 和核苷酸转移酶 RmlA L89T，成功构建了能用于体外糖基化修饰的工程菌，该菌株能够利用多种非天然来源的糖对多种结构类型（不需要活化）的糖配体进行糖基化修饰，而且还能形成 *N*-苷、*S*-苷等。

Liu 等首先在大肠杆菌中表达 Des Ⅶ 和 Des Ⅷ，通过体外催化 TDP-D-德安糖（TDP-D-desosamine）修饰十二、十四元大环内酯（图 1-24，**63,66**）生成酒霉素/苦霉素，证实了两个蛋白必须相互协作才能发挥糖基化活性。为进一步挖掘 Des Ⅶ 和 Des Ⅷ 对底物的宽容性，Liu 等又以 **63** 为糖配体，23 种 TDP-糖为供体进行修饰研究，结果有 7 种糖能被 Des Ⅶ 和 Des Ⅷ 识别，7 种糖都为 6-脱氧己糖。利用这 7 种糖对 **64**、**65**、**66**、**67** 进行糖基化修饰也得到了很多的衍生物。这显示了 Des Ⅶ 和 Des Ⅷ 对糖基供体和配糖基受体都有一定的广泛性，进一步进行蛋白改造后可更大限度地开发其底物宽容性，用于更多化合物的结构修饰。

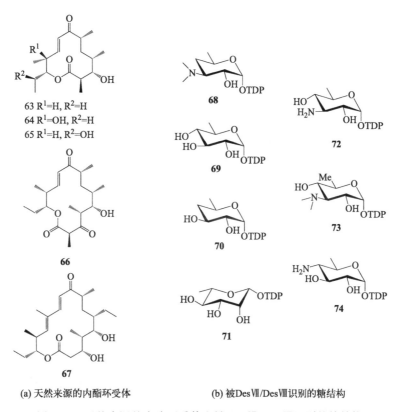

63 R¹=H, R²=H
64 R¹=OH, R²=H
65 R¹=H, R²=OH

(a) 天然来源的内酯环受体　　　　(b) 被 Des Ⅶ/Des Ⅷ 识别的糖结构

图 1-24　天然来源的内酯环受体和被 Des Ⅶ/Des Ⅷ 识别的糖结构

GtfE 和 GtfD 是万古霉素（vancomycin）合成途径中的两个 GTs，之前的体内工作便表明 GtfE 和 GtfD 对糖基底物具有一定的底物宽泛利用能力。为进一步挖掘 GtfE 的底物利用能力，选用 23 种 TDP-糖作为糖基供体，对万古霉素进行糖基修饰改造，研究人员惊讶地发现在体外酶学反应中 GtfE 可以利用其中的 21 种 TDP-糖，生成对应的糖基化修饰万古霉素类化合物，并从中获得了一些抗菌生物活性得到提高的万古霉素糖基化修饰产物。

Zhou Jingwen 课题组从 *Trollius chinensis* 中克隆并表达了一个具有催化黄酮 8 位碳苷化活性的糖基转移酶 TcCGT1，然后利用蔗糖合酶能分解蔗糖生成果糖的同时生成 UDP-葡萄糖的特性，为糖基化过程不断提供糖基供体，最终筛选出来源于 *Glycine max* 的蔗糖合酶（GMSUS）与 TcCGT1 组成混合反应体系，利用芹黄素（apigenin）和木犀草素（luteolin）合成东方蓼黄素（orientin）和牡荆素（vitexin），通过条件优化后最终能实现东方蓼黄素和牡荆素的产量分别达到 2324.4mg/L 和 5524.1mg/L，转化率分别达到 91.4% 和 89.3%（摩尔分数）。合成过程见图 1-25。

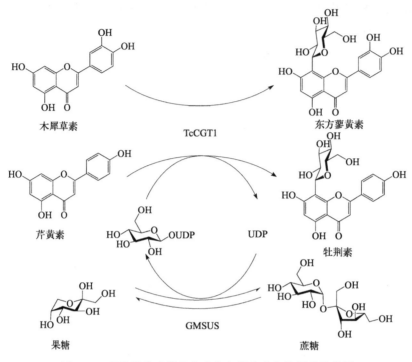

图 1-25　糖基转移酶催化合成东方蓼黄素和牡荆素示意图

埃博霉素是从 *Sorangium cellulosum* 菌株中分离出来的一类抗肿瘤十六元大环内酯类化合物，其对耐药肿瘤有良好的杀伤作用。埃博霉素 A、埃博霉素 B 是这个家族的两个主要成员。与埃博霉素 A 相比，埃博霉素（EpoB）在环氧环上增加了一个甲基，具有更强的抗癌活性。EpoB 的一个半合成类似物 Ixabepilone 于 2007 年被美国食品药品监督管理局（FDA）批准用于治疗无反应的侵袭性转移或局部晚期乳腺癌。然而，由于严重的副作用和较差的生物利用度，EpoB 及其类似物的临床应用仍然受到极大的限制。糖基化是调节小分子的物理化学性质和/或生物活性的有效方法。山东大学李越中教授课题组先是从 *Bacillus licheniformis* 中发现一个 UDP-葡萄糖基转移酶 YjiC，能够实现埃博霉素 A C-7 位葡萄糖基化，而后又将具有广泛底物谱的糖基转移酶 BsGT-1 应用于 EpoB 的糖基化改造。在分子对接分析和突变研究的指导下，合成和表征了七个 EpoB 糖苷，显著提高了 EpoB 的水溶性。

天然来源糖基化化合物中携带的糖基结构类型丰富，仅微生物来源的次级代谢产物中就发现超过 340 种不同结构类型的单糖结构（不包括后修饰结构），且对化合物的生物活性起着至关重要的作用。在药物耐药性越来越严重，且越来越难从天然产物中获得新的活性化合物的当下，通过对已有活性化合物结构进行改造来获得新活性化合物逐渐成为新药开发的重要途径。糖基化修饰作为一种重要的后修饰手段，因其可有效地提高药物水溶性和生物利用度、降低毒副作用等优势，在抗生素和抗肿瘤药物的结构修饰中被广泛运用。糖结构具有多手性中心特点，而化学合成修饰立体选择性差使得整个工艺过程非常复杂；相比之下，生物合成方法具有反应条件温和、收率高、立体专一选择性强等优点，逐渐成为糖基化改造中的重要手段。在生物体内要合成糖苷类化合物，首先分别合成活化的糖基部分和苷元部分，然后再在糖基转移酶的作用下生成糖苷类化合物。因此，要利用生物合成法进行糖基化修饰需要两个关键条件：一是结构多样的活化糖基；二是具有广泛底物适应性的糖基转移酶。虽然现在从天然产物中发现的单糖结构类型很多，但是生物合成机制被阐明的却只占其中一小部分。因此，阐明更多的糖基生物合成机制将为生物合成方法改造化合物糖基侧链提供更多糖基供体来源。

D-阿德加糖是一种罕见在 C-3 位带有二碳支链和五元碳酸酯环结构的 4,6-二脱氧支链糖，其首次在十六元大环内酯抗生素阿德加霉素 E 结构中被发现，到目前为止也仅在阿德加霉素类结构中发现。本课题组前期获得了一株海洋来源的富产阿德加霉素类化合物的链霉菌 Streptomyces sp. HK-2006-1，该菌除了生产阿德加霉素类化合物外还能生产查尔霉素类化合物。这为我们研究 D-阿德加糖的生物合成机制提供了很好的机会。在原核生物中生产同一化合物的基因通常彼此相邻以成簇的形式存在于基因组 DNA 中。因此，要找到与 D-阿德加糖生物合成有关的基因，需要先找到合成阿德加霉素类化合物的生物合成基因簇。

我们计划通过全基因组测序的方法获取 Streptomyces sp. HK-2006-1 的整个基因组信息。然后，利用合成阿德加霉素类化合物十六元大环内酯骨架 I 型 PKS 信息定位阿德加霉素类化合物的生物合成基因簇位置，利用生物信息学分析推测阿德加霉素类化合物的生物合成途径，尤其是 D-阿德加糖的生物合成途径。建立针对 Streptomyces sp. HK-2006-1 的遗传操作体系，对推测的与阿德加糖生物合成有关的关键基因进行体内功能验证。阐明阿德加霉素的生物合成机制将会为组合生物合成法进行天然产物的糖基化修饰提供新的糖合成工具酶，再就是查尔霉素和阿德加霉素结构中共携带有三种结构类型的脱氧糖基，阐明两者的生物合成机制后或可发现新的具有广泛底物多样性的糖基转移酶工具。

2

Streptomyces sp.HK-2006-1
主要代谢产物分离鉴定
及遗传转移系统的建立

2.1

Streptomyces sp. HK-2006-1主要代谢产物分离鉴定

2.1.1 主要代谢产物的分离

本课题组在研究一株海洋来源放线菌 *Streptomyces* sp. HK-2006-1 代谢产物时发现，其在自制的发酵培养基（可溶性淀粉 20g；葡萄糖 5g；黄豆饼粉 15g；胰蛋白胨 5g；酵母提取物 5g；海盐 18g；$CaCO_3$ 4g；pH＝7.2）中发酵获得 6 个主要代谢产物峰（图 2-1）。为确定这些代谢产物的结构我们进行了放大培养，并进行了化合物分离，其大致流程如下：大约 12L 野生菌株 *Streptomyces* sp. HK-2006-1 的发酵液，使用等体积的乙酸乙酯萃取三次，合并乙酸乙酯萃取部位，减压旋干得到粗浸膏 6.3g。硅胶拌样后装柱（ϕ2cm × 15cm），用 300mL 环己烷洗脱后获得环己烷萃取部位 2.7g，200mL 甲醇洗脱获得甲醇萃取部位 3.5g。甲醇萃取部位 3.5g 经 ODS 柱色谱分离（ϕ2.6cm×13cm），使用 15％～100％（体积分数）甲醇-水梯度洗脱得到 10 个流分（W1～W10）。W6 流分 103.5mg，利用半制备 HPLC [10ID×250mm COSMO-SIL C_{18} 柱，28％（体积分数）乙腈-水等度洗脱，3mL/min] 纯化获得化合物 **1**（t_R：38min，22.4mg）。化合物 **2～5**（化合物 **2** t_R：15.8min，6mg；化合物 **3** t_R：16.3min，11mg；化合物 **4** t_R：17.7min，8mg；化合物 **5** t_R：20.3min，9mg）从 W7（152mg）流分中经半制备 HPLC 使用 30％～65％（体积分数）乙腈-水线性梯度洗脱获得。W8 流分 40mg，经半制备 HPLC 使用 58％（体积分数）甲醇-水 3mL/min 等度洗脱获得化合物 **6**（t_R：22.5min，7mg）。所有化合物的结构均经 HR-ESI-MS，1D，2D NMR 核磁数据分析并与相关的化合物比对确认。

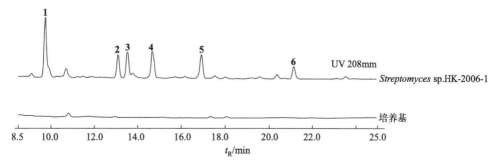

图 2-1 *Streptomyces* sp. HK-2006-1 代谢产物 HPLC 分析图

2.1.2 化合物结构鉴定

2.1.2.1 化合物 1 结构鉴定

阿德加霉素J **(1)**

化合物 **1**：白的无定形粉末，阳离子模式 ESI-MS 给出准分子离子 m/z 733.4 $[M+H]^+$；HR-ESI-MS 给出精确准分子离子 m/z 733.4026 $[M+H]^+$（$C_{36}H_{61}O_{15}$，计算分子量为 733.4010），确定其分子式为 $C_{36}H_{60}O_{15}$，计算不饱和度为 7。^1H NMR (400MHz, CDCl$_3$)：δ_H 6.75 (1H, dd, $J=15.5Hz$, 10.6Hz, 3-H)，δ_H 5.86 (1H, d, $J=15.5Hz$, 2-H)，δ_H 5.33 (1H, dq, $J=10.3Hz$, 6.3Hz, 15-H)，δ_H 4.62 (1H, d, $J=7.6Hz$, 1'-H)，δ_H 4.57 (1H, d, $J=7.7Hz$, 1''-H)，δ_H 4.15 (1H, dd, $J=10.1Hz$, 3.5Hz, 20-Ha)，δ_H 3.93 (1H, m, 5'-H)，δ_H 3.77 (1H, t, $J=2.8Hz$, 3''-H)，δ_H 3.67 (1H, q, $J=6.6Hz$, 7'-H)，δ_H 3.63 (1H, dd, $J=10.1Hz$, 3.5Hz, 20-Hb)，δ_H 3.62 (1H, m, 2'-H)，δ_H 3.62 (3H, s, 8''-CH$_3$)，δ_H 3.56 (3H, s, 7''-CH$_3$)，δ_H 3.54 (1H, m, 5''-H)，δ_H 3.32 (1H, br.d, $J=9.7Hz$, 5-H)，δ_H 3.21 (1H, dd, $J=9.0Hz$, 2.8Hz, 4''-H)，δ_H 3.08 (1H, dd, $J=7.7Hz$, 2.8Hz, 2''-H)，δ_H 2.83 (1H, dd, $J=8.9Hz$, 2.0Hz, 13-H)，δ_H 2.74 (1H, m, 4-H)，δ_H 2.73 (1H, m, 12-H)，δ_H 2.68 (1H, m, 10-Ha)，δ_H 2.16 (1H, m, 10-Hb)，δ_H 2.00 (1H, m, 11-Ha)，δ_H 1.89 (1H, m, 7-Ha)，δ_H 1.86 (1H, m, 7-Hb)，δ_H 1.55 (1H, m, 11-Hb)，δ_H 1.50 (1H, br.d, $J=13.0Hz$, 4'-Ha)，δ_H 1.38 (3H, s, 19-CH$_3$)，δ_H 1.37 (1H, m, 14-H)，δ_H 1.35 (1H, m, 6-H)，δ_H 1.35 (1H, m, 4'-Hb)，δ_H 1.35 (3H, d, $J=6.3Hz$, 16-CH$_3$)，δ_H 1.28 (3H, d, $J=6.6Hz$, 8'-CH$_3$)，δ_H 1.26 (3H, d, $J=6.2Hz$, 6''-CH$_3$)，δ_H 1.21 (3H, d, $J=6.6Hz$, 17-CH$_3$)，δ_H 1.17 (3H, d, $J=6.3Hz$, 6'-CH$_3$)，δ_H 0.99 (3H, d, $J=6.8Hz$, 18-CH$_3$)；^{13}C NMR (100MHz, CDCl$_3$)：δ_C 212.6 (C-9)，δ_C 165.5 (C-1)，δ_C 151.3 (C-3)，δ_C 121.1 (C-2)，δ_C 101.4 (C-1')，δ_C 100.9 (C-1'')，δ_C 86.7 (C-5)，δ_C 81.9 (C-2'')，δ_C 79.6 (C-8)，δ_C 79.6 (C-3'')，δ_C 74.0 (C-3')，δ_C 73.6 (C-7')，δ_C 72.7 (C-4'')，δ_C 72.3 (C-2')，δ_C 70.7

(C-5″)，δ_C 69.9 (C-15)，δ_C 67.1 (C-20)，δ_C 66.7 (C-5′)，δ_C 61.7 (C-8″)，δ_C 59.6 (C-7″)，δ_C 59.4 (C-12)，δ_C 58.0 (C-13)，δ_C 48.5 (C-14)，δ_C 41.7 (C-4)，δ_C 39.2 (C-4′)，δ_C 37.0 (C-7)，δ_C 34.2 (C-6)，δ_C 32.6 (C-10)，δ_C 28.1 (C-19)，δ_C 27.2 (C-11)，δ_C 20.7 (C-6′)，δ_C 18.7 (C-18)，δ_C 18.5 (C-16)，δ_C 18.3 (C-8′)，δ_C 18.1 (C-17)，δ_C 17.8 (C-6″)。所有数据结果显示该化合物为已报道化合物阿德加霉素 J。

2.1.2.2 化合物 2 结构鉴定

阿德加霉素K (2)

化合物 2：白色无定形粉末，阳离子模式 ESI-MS 给出准分子离子 m/z 739.3 [M + Na]$^+$；HR-ESI-MS 给出精确准分子离子 m/z 717.4059 [M + H]$^+$（$C_{36}H_{61}O_{14}$，计算分子量为 717.4061），确定其分子式为 $C_{36}H_{60}O_{14}$，计算不饱和度为 7。^{1}H NMR (400MHz, CDCl$_3$)：δ_H 6.75 (1H, dd, $J=15.5Hz$, 10.5Hz, 3-H)，δ_H 5.86 (1H, d, $J=15.5Hz$, 2-H)，δ_H 5.32 (1H, dq, $J=9.6Hz$, 6.3Hz, 15-H)，δ_H 4.66 (1H, d, $J=7.7Hz$, 1′-H)，δ_H 4.56 (1H, d, $J=7.7Hz$, 1″-H)，δ_H 4.12 (1H, dd, $J=10.2Hz$, 3.6Hz, 20-Ha)，δ_H 3.96 (1H, m, 5′-H)，δ_H 3.76 (1H, t, $J=3.0Hz$, 3″-H)，δ_H 3.66 (1H, q, $J=6.6Hz$, 7′-H)，δ_H 3.62 (1H, m, 20-Hb)，δ_H 3.61 (1H, m, 2′-H)，δ_H 3.61 (3H, s, 8″-CH$_3$)，δ_H 3.55 (3H, s, 7″-CH$_3$)，δ_H 3.52 (1H, m, 5″-H)，δ_H 3.40 (1H, br.d, $J=10.0Hz$, 5-H)，δ_H 3.21 (1H, dd, $J=9.1Hz$, 3.0Hz, 4″-H)，δ_H 3.08 (1H, dd, $J=7.7Hz$, 3.0Hz, 2″-H)，δ_H 2.83 (1H, dd, $J=8.2Hz$, 2.5Hz, 12-H)，δ_H 2.74 (1H, m, 4-H)，δ_H 2.73 (1H, dd, $J=8.2Hz$, 2.2Hz, 13-H)，δ_H 2.54 (1H, m, 10-Ha)，δ_H 2.52 (1H, m, 8-H)，δ_H 2.06 (1H, m, 10-Hb)，δ_H 2.02 (1H, m, 11-Ha)，δ_H 1.71 (1H, ddd, $J=13.8Hz$, 9.7Hz, 3.2Hz, 7-Ha)，δ_H 1.51 (1H, br.d, $J=13.6Hz$, 4′-Ha)，δ_H 1.43 (1H, m, 11-Hb)，δ_H 1.41 (1H, m, 6-H)，δ_H 1.38 (1H, m, 7-Hb)，δ_H 1.38 (1H, m, 4′-Hb)，δ_H 1.36 (1H, m, 14-H)，δ_H 1.35 (3H, d, $J=6.3Hz$, 16-CH$_3$)，δ_H 1.29 (3H, d, $J=6.6Hz$, 8′-CH$_3$)，δ_H 1.25 (3H, d, $J=6.2Hz$, 6″-CH$_3$)，δ_H 1.21 (3H, d, $J=6.6Hz$, 17-CH$_3$)，δ_H 1.18 (3H, d, $J=6.1Hz$, 6′-CH$_3$)，δ_H 1.11 (3H, d, $J=6.9Hz$,

19-CH$_3$），δ_H 0.98（3H，d，$J=6.4$Hz，18-CH$_3$）；^{13}C NMR（100MHz，CDCl$_3$）：δ_C 213.4（C-9），δ_C 165.6（C-1），δ_C 151.1（C-3），δ_C 121.2（C-2），δ_C 101.7（C-1′），δ_C 100.8（C-1″），δ_C 85.6（C-5），δ_C 81.9（C-2″），δ_C 79.6（C-3″），δ_C 73.9（C-3′），δ_C 73.8（C-7′），δ_C 72.7（C-4″），δ_C 72.6（C-2′），δ_C 70.8（C-5″），δ_C 69.8（C-15），δ_C 67.2（C-20），δ_C 67.0（C-5′），δ_C 61.6（C-8″），δ_C 59.6（C-7″），δ_C 59.5（C-12），δ_C 57.8（C-13），δ_C 48.5（C-14），δ_C 45.5（C-8），δ_C 41.3（C-4），δ_C 39.2（C-4′），δ_C 34.8（C-6），δ_C 33.3（C-10），δ_C 32.5（C-7），δ_C 26.5（C-11），δ_C 20.8（C-6′），δ_C 18.5（C-16），δ_C 18.3（C-8′），δ_C 18.2（C-17），δ_C 18.1（C-19），δ_C 17.8（C-6″），δ_C 17.0（C-18）。所有数据结果显示该化合物为已报道化合物阿德加霉素 K。

2.1.2.3 化合物 3 结构鉴定

二氢查尔霉素 (3)

化合物 3：白色无定形粉末，ESI-MS 给出准分子离子 m/z 725.3 [M＋Na]$^+$；HR-ESI-MS 给出精确准分子离子 703.3899 [M＋H]$^+$（C$_{35}$H$_{59}$O$_{14}$，计算分子量为 703.3905）确定其分子式为 C$_{35}$H$_{58}$O$_{14}$，计算不饱和度为 7。^{1}H NMR（400MHz，CDCl$_3$）：δ_H 6.74（1H，dd，$J=15.4$Hz，10.5Hz，3-H），δ_H 5.86（1H，d，$J=15.4$Hz，2-H），δ_H 5.33（1H，dq，$J=10.2$Hz，5.9Hz，15-H），δ_H 4.57（1H，d，$J=7.8$Hz，1″-H），δ_H 4.25（1H，d，$J=7.4$Hz，1′-H），δ_H 4.15（1H，dd，$J=10.4$Hz，3.3Hz，20-Ha），δ_H 3.77（1H，t，$J=3.0$Hz，3″-H），δ_H 3.63（1H，dd，$J=10.4$Hz，3.0Hz，20-Hb），δ_H 3.62（3H，s，8″-CH$_3$），δ_H 3.56（3H，s，7″-CH$_3$），δ_H 3.53（1H，m，5″-H），δ_H 3.48（1H，m，5′-H），δ_H 3.42（3H，s，7″-CH$_3$），δ_H 3.33（1H，dd，$J=8.9$，8.3Hz，2′-H），δ_H 3.27（1H，br.d，$J=9.2$Hz，5-H），δ_H 3.23（1H，m，3′-H），δ_H 3.22（1H，m，4″-H），δ_H 3.08（1H，dd，$J=7.8$，3.0Hz，2″-H），δ_H 2.83（1H，dd，$J=9.0$Hz，1.8Hz，13-H），δ_H 2.73（1H，m，12-H），δ_H 2.73（1H，m，4-H），δ_H 2.72（1H，m，10-Ha），δ_H 2.15（1H，ddd，$J=15.6$Hz，12.9Hz，4.9Hz，10-Hb），δ_H 2.05（1H，ddd，$J=12.3$Hz，4.8Hz，1.7Hz，4′-Ha），δ_H 2.01（1H，m，11-Ha），δ_H 1.92（1H，m，

7-Ha), δ_H 1.89 (1H, dd, $J=14.9$Hz, 11.0Hz, 7-Hb), δ_H 1.55 (1H, m, 11-Hb), δ_H 1.38 (3H, s, 19-CH$_3$), δ_H 1.36 (1H, m, 14-H), δ_H 1.35 (3H, d, $J=6.2$Hz, 16-CH$_3$), δ_H 1.30 (1H, m, 6-H), δ_H 1.26 (3H, d, $J=6.3$Hz, 6″-CH$_3$), δ_H 1.23 (3H, d, $J=6.5$Hz, 17-CH$_3$), δ_H 1.23 (1H, m, 4′-Hb), δ_H 1.22 (3H, d, $J=5.8$Hz, 6′-CH$_3$), δ_H 1.00 (3H, d, $J=6.7$Hz, 18-CH$_3$); ^{13}CNMR (100MHz, CDCl$_3$): δ_C 212.7 (C-9), δ_C 165.6 (C-1), δ_C 151.4 (C-3), δ_C 121.1 (C-2), δ_C 103.2 (C-1′), δ_C 100.9 (C-1″), δ_C 87.4 (C-5), δ_C 81.9 (C-2″), δ_C 80.5 (C-3′), δ_C 79.6 (C-8), δ_C 79.6 (C-3″), δ_C 75.0 (C-2′), δ_C 72.7 (C-4″), δ_C 70.8 (C-5″), δ_C 69.8 (C-15), δ_C 67.8 (C-5′), δ_C 67.2 (C-20), δ_C 61.7 (C-8″), δ_C 59.6 (C-7″), δ_C 59.3 (C-12), δ_C 58.0 (C-13), δ_C 56.7 (C-7′), δ_C 48.6 (C-14), δ_C 41.8 (C-4), δ_C 37.0 (C-7), δ_C 36.8 (C-4′), δ_C 34.3 (C-6), δ_C 32.6 (C-10), δ_C 28.2 (C-19), δ_C 27.3 (C-11), δ_C 20.9 (C-6′), δ_C 18.8 (C-18), δ_C 18.5 (C-16), δ_C 18.3 (C-17), δ_C 17.8 (C-6″)。所有数据结果显示该化合物为已报道化合物二氢查尔霉素。

2.1.2.4　化合物 4 结构鉴定

查尔霉素 (4)

化合物 4：白色无定形粉末，ESI-MS 给出准分子离子 m/z 723.3 [M+Na]$^+$；HR-ESI-MS 给出精确准分子离子 701.3738 [M+H]$^+$ (C$_{35}$H$_{57}$O$_{14}$，计算分子量为 701.3748)，确定其分子式为 C$_{35}$H$_{56}$O$_{14}$，计算不饱和度为 8。^{1}H NMR (400MHz, CDCl$_3$): δ_H 6.65 (1H, dd, $J=15.5$Hz, 10.4Hz, 3-H), δ_H 6.58 (1H, dd, $J=15.4$Hz, 9.2Hz, 11-H), δ_H 6.57 (1H, d, $J=15.4$Hz, 10-H), δ_H 5.82 (1H, d, $J=15.5$Hz, 2-H), δ_H 5.34 (1H, dq, $J=10.8$Hz, 6.3Hz, 15-H), δ_H 4.58 (1H, d, $J=7.7$Hz, 1″-H), δ_H 4.22 (1H, d, $J=7.5$Hz, 1′-H), δ_H 4.18 (1H, dd, $J=10.2$Hz, 3.0Hz, 20-Ha), δ_H 3.77 (1H, t, $J=3.0$Hz, 3″-H), δ_H 3.67 (1H, dd, $J=10.2$Hz, 3.2Hz, 20-Hb), δ_H 3.63 (3H, s, 8″-CH$_3$), δ_H 3.56 (3H, s, 7″-CH$_3$), δ_H 3.54 (1H, m, 5″-H), δ_H 3.48 (1H, m, 5′-H), δ_H 3.42 (3H, s, 7″-CH$_3$), δ_H 3.32 (1H, m, 2′-H), δ_H 3.31 (1H, m, 12-H), δ_H 3.22 (1H, m，3′-H），δ_H 3.21（1H，m，5-H），δ_H 3.20（1H，m，4″-H），δ_H 3.14（1H，dd，$J=9.2Hz$，2.0Hz，13-H），δ_H 3.08（1H，dd，$J=7.7Hz$，3.0Hz，2″-H），δ_H 2.71（1H，m，4-H），δ_H 2.04（1H，ddd，$J=12.7Hz$，4.6Hz，1.9Hz，4′-Ha），δ_H 1.95（1H，dd，$J=14.6Hz$，11.8Hz，7-Ha），δ_H 1.91（1H，dd，$J=14.6Hz$，3.2Hz，7-Hb），δ_H 1.39（3H，s，19-CH$_3$），δ_H 1.38（1H，m，14-H），δ_H 1.35（3H，d，$J=6.3Hz$，16-CH$_3$），δ_H 1.27（1H，m，6-H），δ_H 1.27（3H，d，$J=6.3Hz$，6″-CH$_3$），δ_H 1.23（1H，m，4′-Hb），δ_H 1.23（3H，d，$J=6.2Hz$，6′-CH$_3$），δ_H 1.21（3H，d，$J=6.8Hz$，17-CH$_3$），δ_H 1.01（3H，d，$J=6.8Hz$，18-CH$_3$）；^{13}C NMR（100MHz，CDCl$_3$）：δ_C 200.2（C-9），δ_C 165.3（C-1），δ_C 151.6（C-3），δ_C 146.5（C-11），δ_C 124.9（C-10），δ_C 120.8（C-2），δ_C 103.2（C-1′），δ_C 100.9（C-1″），δ_C 87.8（C-5），δ_C 82.0（C-2″），δ_C 80.5（C-3′），δ_C 79.6（C-3″），δ_C 78.4（C-8），δ_C 75.0（C-2′），δ_C 72.7（C-4″），δ_C 70.8（C-5″），δ_C 68.7（C-15），δ_C 67.8（C-5′），δ_C 67.0（C-20），δ_C 61.7（C-8″），δ_C 59.6（C-7″），δ_C 58.7（C-12），δ_C 59.0（C-13），δ_C 56.7（C-7′），δ_C 49.6（C-14），δ_C 41.7（C-4），δ_C 37.1（C-7），δ_C 36.8（C-4′），δ_C 34.1（C-6），δ_C 27.8（C-19），δ_C 20.9（C-6′），δ_C 19.2（C-18），δ_C 18.6（C-16），δ_C 18.3（C-17），δ_C 17.8（C-6″）。所有数据结果显示该化合物为已报道化合物查尔霉素。

2.1.2.5 化合物 5 结构鉴定

阿德加霉素P (5)

化合物 **5**：无定形粉末，^{1}H NMR（400MHz，CDCl$_3$）和 ^{13}C NMR（100MHz，CDCl$_3$）（表 2-1）；阳离子模式 ESI-MS 给出准分子离子峰 m/z 781.3［M＋Na］$^+$；HR-ESI-MS 给出精确准分子离子 759.3797［M＋H］$^+$（C$_{37}$H$_{59}$O$_{16}$，计算分子量为 759.3803）确定其分子式为 C$_{37}$H$_{58}$O$_{16}$，计算不饱和度为 9。^{13}C NMR 谱共给出 37 个碳信号，结合 DEPT135 谱，结果显示其中包括三个羰基碳信号（δ_C 212.6，165.6，154.2），两个双键碳信号（δ_C 151.0，121.5），一个 sp^3 杂化的季碳信号（δ_C 79.7），十六个 sp^3 杂化叔碳信号［包括两个糖端基碳信号（δ_C 101.1，101.0），十一个 sp^3 杂化连氧杂化叔碳信号（δ_C 86.9，82.1，81.6，79.8，72.9，71.8，71.0，70.2，

67.2，59.6，58.3)]，五个 sp^3 杂化仲碳信号［包括一个连氧仲碳信号（δ_C 67.3)]，八个甲基碳信号［其中包括两个甲氧基碳信号（δ_C 61.9，59.8)]。^{1}H NMR 谱给出一对反式双键质粒信号［δ_H 6.73 (1H，dd，$J=15.5$Hz，10.6Hz) 和 5.87 (1H，d，$J=15.5$Hz)]，两个糖端基质粒信号［δ_H 4.62 (1H，d，$J=7.6$Hz)，4.57 (1H，d，$J=7.7$Hz)]，九个甲基质子信号［δ_H 3.62 (3H，s)，3.57 (3H，s)，1.59 (3H，d，$J=6.5$Hz)，1.39 (3H，s)，1.36 (3H，d，$J=6.2$Hz)，1.27 (3H，d，$J=6.4$Hz)，1.21 (3H，d，$J=6.2$Hz)，1.19 (3H，d，$J=6.6$Hz)，0.97 (3H，d，$J=6.8$Hz)]。与化合物 **6** 相比，化合物 **5** 的分子量大 16（多一个 O），通过分析化合物 **5** 的 ^{1}H NMR 和 ^{13}C NMR 数据（表 2-1）可以发现化合物 **5** 的数据与化合物 **6** 相似，除了 ^{13}C NMR 中一个连氧季碳信号（δ_C 79.7）代替了一个叔碳信号（δ_C 45.5）。^{1}H NMR 中一个单峰甲基信号［δ_H 1.39 (3H，s)]替代了一个双峰甲基信号。由此可以推测化合物 **5** 为化合物 **6** 的氧化产物。HMBC 谱中由新出现的单峰甲基 H$_3$-19［δ_H 1.39 (3H，s)]与 C-7/C-8/C-9 相关，可以推出羟基化发生在 C-8 位。由此确定化合物 **5** 为化合物 **6** 的 C-8 位羟基化产物，该推测也得到 2D NMR 数据的支持，命名为阿德加霉素 P。

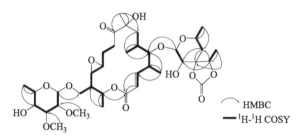

表 2-1　化合物 5 的核磁数据［溶剂为 CDCl$_3$，^{13}C 谱（100MHz），^{1}H 谱（400MHz)]

编号	δ_C	$\delta_H(J/\text{Hz})$	HMBC	^{1}H-^{1}H COSY
苷元				
1	165.6，C	—		
2	121.5，CH	5.87 d(15.5)	1,4	3
3	151.0，CH	6.73 dd(15.5,10.6)	1	2,4
4	41.9，CH	2.71 m①		3,5,17
5	86.9，CH	3.34 brd(9.7)	1′	4,6
6	34.3，CH	1.35 m①		5,7b
7	36.8，CH$_2$	1.83 m①，Hb		6,7a
		1.89 m①，Ha		7b
8	79.7，C	—		
9	212.5，C	—		
10	32.8，CH$_2$	2.14 m①，Hb		10a,11a,11b
		2.70 m①，Ha		10b,11a,11b
11	27.5，CH$_2$	1.58 m①，Hb		10a,10b,11a,12

编号	δ_C	$\delta_H (J/Hz)$	HMBC	$^1H\text{-}^1H$ COSY
		2.01 m①,Ha		10a,10b,11b,12
12	59.6,CH	2.73 m①	11	11a,11b,13
13	58.3,CH	2.84 dd(8.9,2.0)	14	12,14
14	48.8,CH	1.40 m①		13,15,20
15	70.2,CH	5.34 dq(10.2,6.3)	1	14,16
16	18.8,CH₃	1.36 d(6.2)	14,15	15
17	20.7,CH₃	1.19 d(6.6)	3,4,5	4
18	18.9,CH₃	0.97 d(6.8)	5,6,7	6
19	28.5,CH₃	1.39 s	7,8,9	
20	67.3,CH₂	3.66 dd(10.0,2.9),Hb	13,15	20a
		4.16 dd(10.0,2.9),Ha	15	14,20b
β-D-阿德加糖				
1'	101.1,CH	4.62 d(7.6)	5	2'
2'	71.8,CH	3.49 m①		1'
3'	84.9,C	—		
4'	41.3,CH₂	1.55 m①,Hb		4'a,5'
		1.85 brd(12.6),Ha	2',3'	4'b
5'	67.2,CH	3.87 m①	1'	4'b,6'
6'	20.7,CH₃	1.21 d(6.2)	4',5'	5'
7'	81.6,CH	4.39 q(6.5)	2',4'	8'
8'	13.8,CH₃	1.59 d(6.5)	3',7'	7'
9'	154.2,C	—		
β-D-mycinose				
1″	101.0,CH	4.57d(7.7)	20	2″
2″	82.1,CH	3.09 dd(7.7,2.7)	1″,7″	1″,3″
3″	79.8,CH	3.77 t(2.7)		2″,4″
4″	72.9,CH	3.21 dd(9.0,2.7)	1″	3″,5″
5″	71.0,CH	3.54 m①	1″,3″	4″,6″
6″	18.0,CH₃	1.27 d(6.4)	4″,5″	5″
7″	59.8,CH₃	3.57 s	2″	
8″	61.9,CH₃	3.62 s	3″	

① 多重峰的化学位移通过 HSQC 谱进行确定。

2.1.2.6 化合物 6 结构鉴定

阿德加霉素E (6)

化合物 **6**：无定形粉末，ESI-MS 给出准分子离子 m/z 765.3 $[M+Na]^+$；HR-ESI-MS 给出精确准分子离子 743.3857 $[M+H]^+$（$C_{37}H_{59}O_{15}$，计算分子量为 743.3854）确定其分子式为 $C_{37}H_{58}O_{15}$，计算不饱和度为 9。^1H NMR（400MHz，$CDCl_3$）：δ_H 6.73（1H，dd，$J=15.4Hz$，10.4Hz，3-H），δ_H 5.87（1H，d，$J=15.4Hz$，2-H），δ_H 5.32（1H，dq，$J=9.6Hz$，6.2Hz，15-H），δ_H 4.65（1H，d，$J=7.7Hz$，1'-H），δ_H 4.57（1H，d，$J=7.6Hz$，1″-H），δ_H 4.39（1H，q，$J=6.5Hz$，7'-H），δ_H 4.13（1H，dd，$J=10.2Hz$，3.6Hz，20-Ha），δ_H 3.89（1H，m，5'-H），δ_H 3.78（1H，t，$J=2.2Hz$，3″-H），δ_H 3.63（1H，m，20-Hb），δ_H 3.62（3H，s，8″-CH$_3$），δ_H 3.56（3H，s，7″-CH$_3$），δ_H 3.53（1H，m，5″-H），δ_H 3.49（1H，m，2'-H），δ_H 3.43（1H，br.d，$J=9.6Hz$，5-H），δ_H 3.21（1H，dd，$J=9.0Hz$，2.2Hz，4″-H），δ_H 3.08（1H，dd，$J=7.7Hz$，2.2Hz，2″-H），δ_H 2.83（1H，br.d，$J=8.0Hz$，12-H），δ_H 2.74（1H，m，4-H），δ_H 2.74（1H，br.d，$J=9.2Hz$，13-H），δ_H 2.54（1H，m，10-Ha），δ_H 2.53（1H，m，8-H），δ_H 2.07（1H，m，10-Hb），δ_H 2.05（1H，m，11-Ha），δ_H 1.86（1H，br.d，$J=13.6Hz$，4'-Ha），δ_H 1.72（1H，m，7-Ha），1.59（3H，d，$J=6.4Hz$，8'-CH$_3$），δ_H 1.55（1H，m，4'-Hb），δ_H 1.54（1H，m，11-Hb），δ_H 1.44（1H，m，6-H），δ_H 1.37（1H，m，14-H），δ_H 1.36（3H，d，$J=6.2Hz$，16-CH$_3$），δ_H 1.32（1H，m，7-Hb），δ_H 1.26（3H，d，$J=6.3Hz$，6″-CH$_3$），δ_H 1.23（3H，d，$J=6.3Hz$，6'-CH$_3$），δ_H 1.19（3H，d，$J=6.5Hz$，17-CH$_3$），δ_H 1.11（3H，d，$J=6.8Hz$，19-CH$_3$），δ_H 0.96（3H，d，$J=6.4Hz$，18-CH$_3$）；^{13}C NMR（100MHz，$CDCl_3$）：δ_C 213.2（C-9），δ_C 165.5（C-1），δ_C 153.9（C-9'），δ_C 150.5（C-3），δ_C 121.3（C-2），δ_C 101.2（C-1'），δ_C 100.8（C-1″），δ_C 85.9（C-5），δ_C 84.6（C-3'），δ_C 82.1（C-2″），δ_C 81.3（C-7'），δ_C 79.7（C-3″），δ_C 72.7（C-4″），δ_C 71.7（C-2'），δ_C 70.8（C-5″），δ_C 69.8（C-15），δ_C 67.1（C-20），δ_C 67.1（C-5'），δ_C 61.6（C-8″），δ_C 59.6（C-7″），δ_C 59.5（C-12），δ_C 57.8（C-13），δ_C 48.4（C-14），δ_C 45.5（C-8），δ_C 41.1（C-4），δ_C 41.1（C-4'），δ_C 34.6（C-6），δ_C 33.3（C-10），δ_C 32.3（C-7），δ_C 26.7（C-11），δ_C 20.5（C-6'），δ_C 18.4（C-16），δ_C 20.7（C-17），δ_C 18.5（C-19），δ_C 17.8（C-6″），δ_C 16.9（C-18），δ_C 13.6（C-8'）。所有数据结果显示该化合物为已报道化合物阿德加霉素 E。

2.2

Streptomyces sp. HK-2006-1 遗传转移系统的建立

为开展对遗传基因的体内研究，首先要建立一个合适的受体菌-供体 DNA 载体系统，即建立一种方法使搭载外源基因 DNA 的载体有效地进入宿主细胞内，进而发生所需的基因重组或其他遗传改变。随着对微生物次级代谢产物生物合成的深入研究，以及分子生物学和遗传操作技术的发展，近年在链霉菌中发展了一些有效的宿主-载体系统。将外源基因导入链霉菌中主要有三种方法：聚乙二醇（PEG）介导的原生质体转化法、电转化法和属间结合转移法等。尽管各种方法存在相当的共性，但是不同的链霉菌存在不同的限制-修饰系统（即菌体基于自身防御而对进入细胞内的外源 DNA 的特异性识别和降解系统），导致外源基因 DNA 进入不同的链霉菌的效率存在很大差异。因此，在进行对某一特定的链霉菌的遗传研究时，必须建立或优化该链霉菌的遗传操作体系。在此之前并没有人对阿德加霉素和查尔霉素共产菌 *Streptomyces* sp. HK-2006-1 的遗传操作体系进行研究，因此，我们有必要建立 *Streptomyces* sp. HK-2006-1 的遗传操作体系。

2.2.1　*Streptomyces* sp. HK-2006-1 最优产孢培养基考察

利用本实验室常用的链霉菌 YEME 培养基培养，发现该菌前 3 天生长状态良好，但是 3 天后气生菌丝生长缓慢，几乎停止生长，产孢量很少。因此，我们考察了该菌在其他两个链霉菌培养常用 ISP-2、ISP-4 培养基上的生长和产孢情况。结果发现，*Streptomyces* sp. HK-2006-1 菌在 ISP-2 培养基上生长状态最好，气生菌丝生长快，从第 3 天开始就有少量孢子产生，到第 7 天以后孢子量达到最大。因此，选择 ISP-2 培养基作为后续的 *Streptomyces* sp. HK-2006-1 及其突变菌株的菌丝培养和产孢培养基。几种培养基上菌生长情况如图 2-2 所示。

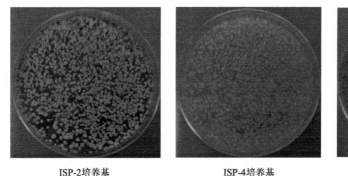

ISP-2培养基　　　　　　ISP-4培养基　　　　　　YEME培养基

图 2-2　*Streptomyces* sp. HK-2006-1 在不同培养基上生长情况

2.2.2　结合转移用抗生素最小浓度考察

使用携带阿泊拉霉素抗性的 pKC1139 质粒作为基因敲除载体，需要考察 *Strep-*

tomyces sp. HK-2006-1 菌的阿泊拉霉素敏感性。

首先取 5 份 10μL *Streptomyces* sp. HK-2006-1 孢子（约 5×10^7 个/mL）分别加入到 500μL 2×YT 培养基中 50℃ 热激 10min，然后涂布在 ISP-2 培养平板上，28℃ 倒置培养过夜，第二天分别用 1mL 灭菌水、1mL 含 50μg/mL 萘啶酮酸的灭菌水、1mL 含 50μg/mL 萘啶酮酸和 25μg/mL 阿泊拉霉素的灭菌水、1mL 含 50μg/mL 萘啶酮酸和 50μg/mL 阿泊拉霉素的灭菌水、1mL 含 50μg/mL 萘啶酮酸和 100μg/mL 阿泊拉霉素的灭菌水铺盖，挥干后 28℃ 倒置培养 7 天，每天观察菌丝生长情况。7 天后菌丝生长情况如图 2-3 所示。

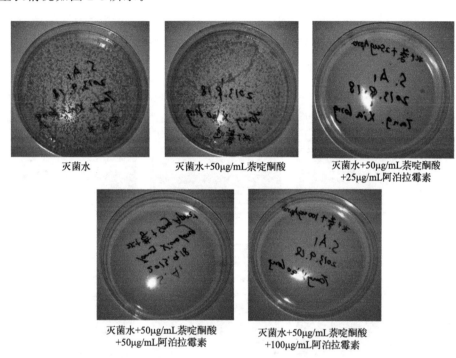

图 2-3 *Streptomyces* sp. HK-2006-1 阿泊拉霉素抗性筛选结果

结果显示，萘啶酮酸基本不影响 *Streptomyces* sp. HK-2006-1 的生长情况，50μg/mL 及以上的阿泊拉霉素时 *Streptomyces* sp. HK-2006-1 菌不再生长。因此，最终选择使用 50～100μg/mL 的阿泊拉霉素作为最后的抗生素浓度在结合转移时使用。

2.2.3 Streptomyces sp. HK-2006-1 结合转移系统的建立

近年来，链霉菌和大肠杆菌之间的属间结合转移被成功地用于基因转移。该方法可以有效地克服链霉菌的限制-修饰系统对外源 DNA 的转移限制，尤其适用于那些难以制备良好原生质体或原生质体再生率很低而不能通过原生质体转化导入外源 DNA 的菌株。

E.coli ET12567（pUZ8002）是甲基化缺陷型菌株。大部分链霉菌能够通过甲基修饰系统区分出自身 DNA 和外来 DNA，所以需要转入链霉菌中的质粒都必须利用 *E.coli* ET12567（pUZ8002）通过结合转移的方法进入链霉菌体内。pUZ8002 质粒含有 *tra* 基因，能够编码转移蛋白 Tra，从而实现基因 DNA 转移。我们首先以温度敏感性自主复制型质粒 pKC1139 为测试质粒，常用的 MS 结合转移用培养基进行尝试，未获得结合子。最后发现，是 *Streptomyces* sp. HK-2006-1 菌在 MS 培养基上无法生长造成的。因此，我们决定对结合转移用培养基进行筛选。

选用文献中常用的 IWL-4 培养基和 AS-1 培养基进行结合转移实验。结果显示，两种培养基均获得较多的结合子，但是 AS-1 培养基上长出的结合子气生菌丝状态不如 IWL-4 培养基。因此，最终选择 IWL-4 培养基作为后续基因敲除结合转移用培养基。结合子生长情况如图 2-4 所示。

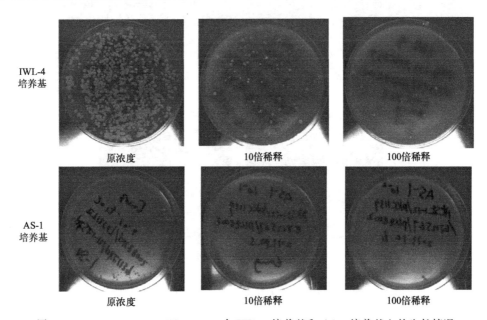

图 2-4　*Streptomyces* sp. HK-2006-1 在 IWL-4 培养基和 AS-1 培养基上的生长情况

2.3

小　结

Streptomyces sp. HK-2006-1 通过大量发酵后分离获得了 6 个主要代谢产物，并通过 HR-ESI-MS、1D, 2D NMR 核磁数据分析，结合与已知化合物的核磁数据比对

鉴定了所有化合物的结构。

　　然后通过培养基筛选确定 *Streptomyces sp.* HK-2006-1 的最优产孢培养基为 ISP2 培养基，结合转移用培养基为 IWL-4 培养基，抗生素阿泊拉霉素的最低使用浓度为 $50\mu g/mL$，最终建立起海洋来源链霉菌 *Streptomyces sp.* HK-2006-1 的遗传操作体系，利用常用遗传操作质粒 pKC1139 和甲基化缺陷菌 *E.coli* ET12567（pUZ8002）即可成功实现高效结合转移。

3

阿德加霉素和查尔霉素
生物合成基因簇的
鉴定及边界的确定

在原核生物体中，参与合成复杂天然产物的有关基因，包括结构基因、调控基因和抗性基因等，通常彼此相邻，特征性地成簇存在于基因组的某一区域。生物合成基因的连续分布，一方面，便于整体调控和协同表达，同时可以避免产生的次级代谢产物对宿主自身的伤害；另一方面，这一普遍规律成为克隆天然化合物完整生物合成基因簇的策略基础。本研究中，我们的目标化合物为大环内酯类化合物，其来源于研究非常多的Ⅰ型聚酮合酶（PKS），我们根据Ⅰ型PKS蛋白序列的保守序列设计简并性引物，以阿德加霉素和查尔霉素产生菌 Streptomyces sp. HK-2006-1 基因组 DNA 为模板，采用 PCR 扩增获得特异性的基因片段。然后，以此基因片段作为基因中断实验所需的同源片段进行基因中断实验，确定其与阿德加霉素和查尔霉素生物合成的相关性。再在全基因组测序获得的基因组数据中，利用该段基因片段的序列定位到阿德加霉素基因簇位置，结合文献鉴定了阿德加霉素和查尔霉素的生物合成基因簇，再通过基因敲除方法确定基因簇两侧边界。

3.1

阿德加霉素类化合物和查尔霉素类化合物由同一基因簇合成

放线菌产生的大环内酯抗生素生物合成基因簇有很多的文献报道，证实大环内酯母核部分由Ⅰ型 PKS 合成。因此，我们基于Ⅰ型 PKS 中 ACP 结构域的保守序列 GRASRDXGXD/NS 设计了引物 PKS-F：GGC CGG GCC TTC CAG GAC SNS GGS NTS RAC TC，基于 KS 结构域保守序列 CSSSLVAMHLA 设计引物 PKS-R：CGC CAG GTG CAT CGC CAC SAR SGA SGA SGA RCA，预期扩增 DNA 片段大小为 750bp 左右。

PCR 结果如图 3-1 所示，我们获得了两条条带，将 750bp 左右的预期目标条带回收，然后克隆到 pUCm-T 载体质粒中得到重组质粒 pUCm-KS。测序结果表明，该质粒插入的片段与 GenBank 数据库中的Ⅰ型 PKS 基因序列高度同源，尤其是与已报道的二氢查尔霉素生物合成基因簇的 PKS 序列相似性高达 97%，而阿德加霉素类化合物的十六元大环内酯类母核与查尔霉素的内

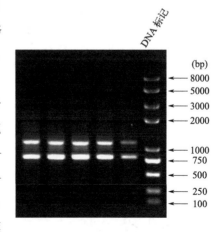

图 3-1 Ⅰ型 PKS 部分基因片段
PCR 扩增情况

酯环相同。因此，我们相信质粒 pUCm-KS 中插入的基因片段很可能来源于阿德加霉素生物合成基因簇。

为了验证该基因片段与阿德加霉素生物合成的关系，我们将 pUCm KS 质粒中插入的基因片段用限制性内切酶 EcoRⅠ和 XbaⅠ切下来，克隆到采用相同酶切处理的 pKC1139 质粒中，得到用于基因中断的重组质粒 pKC-KS。将质粒 pKC-KS 转化入甲基化酶基因敲除的大肠杆菌 *E. coli* ET12567（pUZ8002）中，再通过结合转移实验将质粒导入野生型阿德加霉素和查尔霉素产生菌 *Streptomyces* sp. HK-2006-1 中。获得的结合子在 37℃诱导同源重组，然后随机选取获得两个克隆 JHZ1001-1 和 JHZ1001-2。使用特异性引物 JHZ-F 和 JHZ-R 证实两个突变体为基因中断突变菌株（图 3-2），对突变菌株的发酵产物进行 HPLC 分析。结果显示，突变菌株失去了查尔霉素和阿德加霉素的生产能力（图 3-3），由此证实 PCR 获得的基因片段与阿德加霉素生物合成有关，并且阿德加霉素和查尔霉素是由同一基因簇合成的。

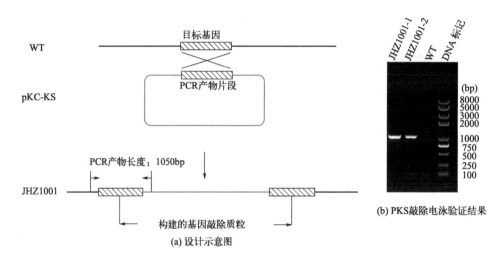

图 3-2　PKS 基因中断突变菌株基因型鉴定引物设计示意图及 PCR 结果

阿德加霉素 J (1)　　　阿德加霉素 K (2)

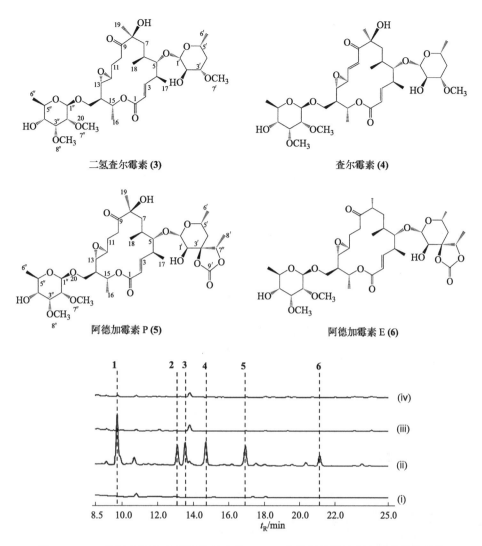

二氢查尔霉素 (3)

查尔霉素 (4)

阿德加霉素 P (5)

阿德加霉素 E (6)

图 3-3 PKS 基因中断突变菌株发酵产物 HPLC 法分析结果及各主要产物的结构

（ⅰ）培养基；（ⅱ）野生型菌株；（ⅲ）JHZ1001-1；（ⅳ）JHZ001-2

3.2

全基因组测序

野生型阿德加霉素和查尔霉素产生菌 *Streptomyces* sp. HK-2006-1 的全基因组测序由深圳华大基因完成（图 3-4、图 3-5）。

基因注释主要基于氨基酸序列比对。将基因的氨基酸序列与各数据库进行比对，

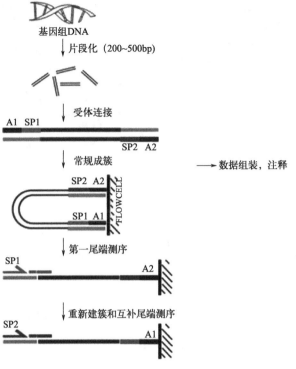

图 3-4　基因组全测序方法示意图

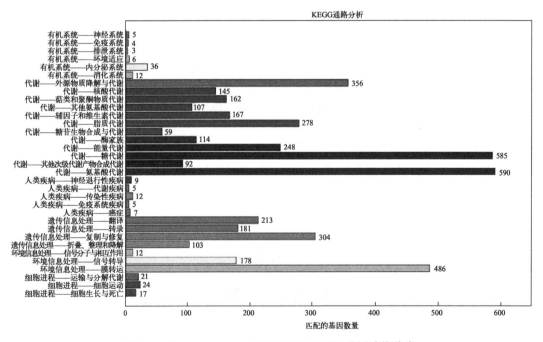

图 3-5　*Streptomyces* sp. HK-2006-1 基因组基因功能分类

得到对应的功能注释信息。由于每一条序列比对结果超过一条，为保证其生物意义，保留一条最优比对结果作为该基因的注释。所有的注释均使用 BLAST 软件结合各个数据库的特点完成，注释的蛋白库为：

Kyoto Encyclopedia of Genes and Genomes（KEGG）；版本：59

Cluster of Orthologous Groups of proteins（COG）；版本：20090331

SwissProt；版本：2011 _ 10 _ 19

NR；版本：2012-02-29

Gene Ontology（GO）；版本：1.419

通过 Illumina Hiseq 2000 平台测序，*Streptomyces* sp. HK-2006-1 基因组共产出 1281Mb 数据。使用 SOAP denovo 短序列组装软件对获得的序列片段组装后显示 *Streptomyces* sp. HK-2006-1 基因组大小为 7641457bp，GC 含量 72.2 ％，符合链霉菌高 GC 含量的规律，共 11 个骨架片段（scaffold），241 个重叠序列群（contig）。基因组组分分析后发现，*Streptomyces* sp. HK-2006-1 的基因组含有 7133 个基因，总长度为 6723792bp，平均长度 943bp，占基因组全长的 87.99％。基因组测序数据的主要参数见表 3-1。

表 3-1 *Streptomyces* sp. HK-2006-1 基因组测序结果统计

项目	骨架片段	重叠序列群
总数量	11	241
总长度/bp	7641457	7633813
N50/bp	6817388	57944
N90/bp	619480	17973
最大长度/bp	6817388	255228
最小长度/bp	589	206
GC 含量/％	72.2	72.2

注：第二列统计的是长度大于 500bp 的骨架片段，第三列统计的则是第二列对应的大于 500bp 的骨架片段在 N 处打断之后的重叠序列群。

利用之前用于中断 PKS 基因获得的部分 PKS 基因序列信息，我们找到了其在整个基因组中的位置，并在其上下游找到了与之前文献报道的（二氢）查尔霉素生物合成基因簇高度同源的 25 个 ORFs，在这 25 个 ORFs 中，并未发现与阿德加糖二碳支链生物合成有关的基因。因此，我们对这 25 个 ORFs 的上下游的基因编码蛋白的功能进行了分析，发现上游的基因与次级代谢产物无关，在这 25 个 ORFs 的下游发现 9 个基因（*almC* I～*almD* III）可能与阿德加霉素或查尔霉素合成有关。所有基因相关信息整理见（表 3-2 和图 3-6）。基因簇信息已上传 GenBank 数据库，登录号为 KU568466。

表 3-2 阿德加霉素生物合成基因簇各基因功能注释汇总表

基因	氨基酸数	最高同源性蛋白[①]	相同度/相似度[②]/％	推测的功能
orf 1	363	SAMR0218（*Streptomyces ambofaciens* ATCC 23877）	87/94	推测的转座酶
orf 2	72	SSAG_06214（*Streptomyces* sp. Mg1）	74/77	假设的蛋白

基因	氨基酸数	最高同源性蛋白[①]	相同度/相似度[②]/%	推测的功能
ulmK	248	GerKⅡ(*Streptomyces* sp. KCTC 0041BP)	99/99	3-羰基-[酰基载体蛋白]还原酶
almT Ⅰ	425	GerTⅡ(*Streptomyces* sp. KCTC 0041BP)	99/99	查尔糖转移酶
almB Ⅰ	385	GerY(*Streptomyces* sp. KCTC 0041BP)	98/98	NDP-己糖-3,4-异构酶
almH Ⅴ	1357	GerSⅤ(*Streptomyces* sp. KCTC 0041BP)	99/99	PKS,[M8(KS-AT-ACP),-TE]
almH Ⅳ	1618	GerSⅣ(*Streptomyces* sp. KCTC 0041BP)	97/97	PKS,[M7(KS-AT-KR-ACP)]
almH Ⅲ	3690	GerSⅢ(*Streptomyces* sp. KCTC 0041BP)	96/97	PKS,[M5(KS-AT-KR*-ACP),M6(KS-AT-DH-ER-KR-ACP)]
almH Ⅱ	1976	GerSⅡ(*Streptomyces* sp. KCTC 0041BP)	97/97	PKS,[M4(KS-AT-DH-KR-ACP)]
almH Ⅰ	5878	GerSⅠ(*Streptomyces* sp. KCTC 0041BP)	93/95	PKS,[LM(KS^Q-AT-ACP),M1(KS*-AT-KR*-ACP),M2(KS-AT-KR-ACP),M3(KS-AT-DH-KR-ACP)]
almR Ⅰ	280	GerA(*Streptomyces* sp. KCTC 0041BP)	99/100	23S rRNA-甲基转移酶
almT Ⅱ	418	GerTⅠ(*Streptomyces* sp. KCTC 0041BP)	100/100	6-脱氧-D-阿洛糖转移酶
almE Ⅳ	403	GerMⅢ(*Streptomyces* sp. KCTC 0041BP)	99/99	2-O-甲基转移酶
almE Ⅱ	326	GerKⅠ(*Streptomyces* sp. KCTC 0041BP)	98/99	己糖-4-酮基还原酶
almN	55	GerH(*Streptomyces* sp. KCTC 0041BP)	98/98	铁氧氧化还原蛋白(4Fe-4S)
almP Ⅰ	343	GerPⅢ(*Streptomyces* sp. KCTC 0041BP)	99/99	细胞色素 P-450
almE Ⅲ	255	GerMⅡ(*Streptomyces* sp. KCTC 0041BP)	99/100	3-O-甲基转移酶
almE Ⅰ	154	GerF(*Streptomyces* sp. KCTC 0041BP)	99/99	3-异构酶
almA Ⅰ	305	ChmAⅠ(*Streptomyces bikiniensis*)	96/98	α-D-葡萄糖-1-磷酸胸腺嘧啶转移酶
almA Ⅱ	323	GerD(*Streptomyces* sp. KCTC 0041BP)	99/99	dTDP-葡萄糖-4,6-脱水酶
almM	290	GerG(*Streptomyces* sp. KCTC 0041BP)	98/99	Ⅱ型硫酯酶
almP Ⅲ	407	GerPⅡ(*Streptomyces* sp. KCTC 0041BP)	99/99	细胞色素 P-450
almP Ⅱ	424	GerPⅠ(*Streptomyces* sp. KCTC 0041BP)	99/99	细胞色素 P-450
almR Ⅱ	823	GerR(*Streptomyces* sp. KCTC 0041BP)	99/99	β-葡萄糖苷酶
almB Ⅲ	485	DesⅡ(*Streptomyces venezuelae*)	74/81	TDP-4-氨基-4,6-二脱氧-D-葡萄糖脱氢酶
almC Ⅱ	240	SpnH(*Saccharopolyspora spinosa*)	61/73	O-甲基转移酶
almB Ⅱ	403	DesⅠ(*Streptomyces venezuelae*)	62/75	dTDP-4-脱氢-6-脱氧葡萄糖氨基转移酶
almC Ⅰ	334	GerO(*Streptomyces* sp. KCTC 0041BP)	99/99	推测的氧化还原酶
almU Ⅰ	312	ElmD(*Streptomyces olivaceus*)	51/65	O-甲基转移酶
almU Ⅱ	341	IopA(*Pseudomonas chlororaphis*)	37/55	吩嗪诱导因子 A
almU Ⅲ	746	IopB(*Pseudomonas chlororaphis*)	41/54	吩嗪诱导因子 B
almU Ⅳ	608	NovN(*Streptomyces spheroides*)	38/50	O-氨甲酰基转移酶
		TobZ(*Streptoalloteichus tenebrarius*)	35/48	
almU Ⅴ	52	SSAG_04812(*Streptomyces* sp. Mg1)	98/98	假定的蛋白
almD Ⅰ	325	KstC7(*Micromonospora* sp. TP-A0468)	69/78	丙酮酸脱氢酶复合体 1 α 亚基(E1-PDhc)
almD Ⅱ	347	KstC8(*Micromonospora* sp. TP-A0468)	79/86	丙酮酸脱氢酶复合体 1 β 亚基(E1-PDhc)
almD Ⅲ	223	Amir_7025(*Actinosynnema mirum*)	67/74	短链脱氢/还原酶
orf 3	258	SSAG_04808(*Streptomyces* sp. Mg1)	99/99	蛋白激酶(ATP 依赖型)
orf 4	153	SSAG_04807(*Streptomyces* sp. Mg1)	99/99	Nudix 水解酶

①②通过 BLAST 检索分析获得。

注：ACP，酰基载体蛋白；AT，酰基转移酶；DH，脱水酶；ER，烯键还原酶；KR，酮基还原酶；KR*，失活的 KR；KS，β-酮酰基-ACP 合成酶；KS^Q，KS 样丙二酰脱羧酶；KS*，失活的 KS。

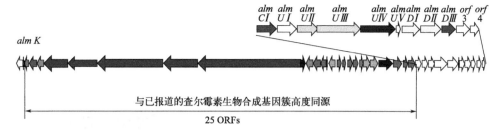

图 3-6　阿德加霉素类生物合成基因簇图谱

3.3

基因簇边界的确定

　　为确定基因簇在基因组 DNA 上的边界位置，我们利用同框敲除的方法，对我们认为的基因簇边界附近的一系列基因进行了敲除实验。

3.3.1　基因 almK 的敲除与回补验证

　　基因序列分析结果显示，基因 *almK* 大小为 747bp，编码了一个 3-酮酰基-酰基载体蛋白还原酶。两对引物 *almK*-L-F/*almK*-L-R 和 *almK*-R-F/*almK*-R-R 被设计用来以 *Streptomyces* sp. HK-2006-1 基因组 DNA 为模板获取敲除基因 *almK* 的两条大小分别为 1601bp 和 1570bp 的 L 和 R 同源臂，两条同源臂之间间隔 369bp 的 *almK* 基因序列。将两条同源臂依次克隆到质粒 pKC1139 中，构建成同框敲除质粒 pKC868。然后，将该质粒转化进大肠杆菌 *E. coli* ET12567（pUZ8002）中，再经大肠杆菌-链霉菌属间结合转移将质粒导入 *Streptomyces* sp. HK-2006-1 中获得结合子，结合子在 37℃诱导同源重组。经液体连续培养后获得双交换突变菌株，利用抗性筛选和 PCR 验证（图 3-7）后，对确认为 *almK* 基因敲除突变菌株 JHZ1005 进行发酵，发酵产物再进行 HPLC 分析次级代谢产物变化。结果显示，敲除基因 *almK* 后突变菌株 JHZ1005 完全失去了查尔霉素和阿德加霉素生产能力，当将 *almK* 基因利用携带 ErmE* 启动子和 FD 终止子的质粒 pSET152-ErmE 回补到 JHZ1005 中后，阿德加霉素和查尔霉素的生产均得以恢复（图 3-8）。证明 *almK* 对阿德加霉素和查尔霉素的合成至关重要，肯定在基因簇内部。*almK* 基因上游的基因 *orf*1、*orf*2 以及更上游的其他基因编码的蛋白均与生物体次级代谢产物无明显关系。因此，我们推测阿德加霉素类生物合成基因簇起始于基因 *almK*。

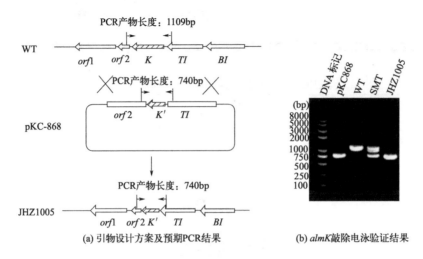

(a) 引物设计方案及预期PCR结果　　(b) *almK*敲除电泳验证结果

图 3-7　*almK* 基因敲除后 PCR 验证

使用引物 PCR 时，野生菌 PCR 产物大小应该为 1109bp，pKC-868 和双交换突变菌株 PCR 产物大小应该均为 740bp，
单交换突变菌株的 PCR 产物大小为 740bp 和 1109bp 两条条带。WT：野生菌；SMT：单交换突变菌株

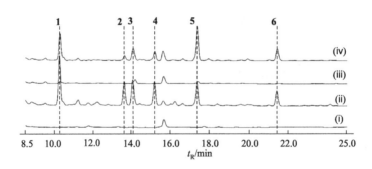

图 3-8　*almK* 基因敲除与回补实验

（ⅰ）培养基；（ⅱ）野生型菌株；（ⅲ）*almK* 基因敲除菌株 JHZ1005；（ⅳ）*almK* 基因回补菌株 JHZ1017

3.3.2　基因 almDⅢ 的敲除验证

基因序列分析结果显示，基因 *almD*Ⅲ 大小为 672bp，编码的蛋白属于经典的短链脱氢/还原酶（cSDRs）家族。两对引物 *almD*Ⅲ-L-F/*almD*Ⅲ-L-R 和 *almD*Ⅲ-R-F/*almD*Ⅲ-R-R 被设计用来以 *Streptomyces* sp. HK-2006-1 基因组 DNA 为模板获取敲除基因 *almD*Ⅲ 的两条大小分别为 1403bp 和 1551bp 的 L 和 R 同源臂，两条同源臂之间间隔 426bp 的 *almD*Ⅲ 基因序列。将两条同源臂依次克隆到质粒 pKC1139 中构建成同框敲除质粒 pKC901。将该质粒转化进大肠杆菌 *E.coli* ET12567（pUZ8002）中，经大肠杆菌-链霉菌属间结合转移将质粒导入 *Streptomyces* sp. HK-2006-1 中获得结合

十六元大环内酯查尔霉素和阿德加霉素的生物合成机制研究

子，结合子在 37℃诱导同源重组，经液体连续培养后获得双交换突变菌株。经抗性筛选和 PCR 验证（图 3-9）后，对确定为 *almD*Ⅲ 基因敲除突变菌株 JHZ1008 进行发酵，发酵产物再进行 HPLC 分析次级代谢产物变化。结果显示，敲除基因 *almD*Ⅲ 后阿德加霉素类化合物的产量明显降低［尤其是阿德加霉素 K **(2)**、阿德加霉素 E **(6)** 几乎不再产生］，而查尔霉素的生产基本不受影响（图 3-10）。因此，可以确定该基因与阿德加霉素的合成有关，应在基因簇内部。

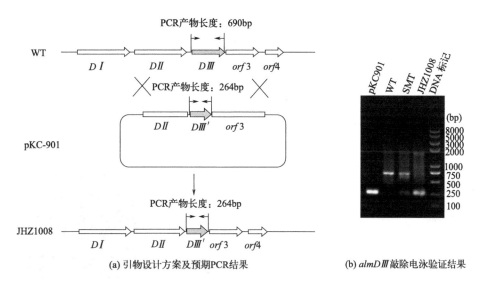

(a) 引物设计方案及预期PCR结果   (b) *almD*Ⅲ敲除电泳验证结果

图 3-9　*almD*Ⅲ 基因敲除后 PCR 验证

使用引物 PCR 时，野生菌 PCR 产物大小应该为 690bp，pKC-901 和双交换突变菌株 PCR 产物大小应该均为 264bp，单交换突变菌株的 PCR 产物大小为 264bp 和 690bp 两条条带。WT：野生菌；SMT：单交换突变菌株

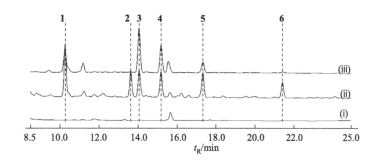

图 3-10　*almD*Ⅲ 基因敲除实验

（ⅰ）培养基；（ⅱ）野生型菌株；（ⅲ）*almD*Ⅲ 基因敲除菌株

3.3.3　基因 orf 3 的敲除验证

基因序列分析结果显示，基因 *orf* 3 大小为 777bp，编码了一个蛋白激酶。与前两个基因相似的 ORF3-L-F/ORF3-L-R 和 ORF3-R-F/ ORF3-R-R 被设计用来获取敲

除基因 *orf*3 的两条大小分别为 1478bp 和 1468bp 的 L 和 R 同源臂，两条同源臂之间间隔 444bp 的 *almK* 基因序列。将两条同源臂依次克隆到质粒 pKC1139 中构建成同框敲除质粒 pKC-902。然后，将该质粒转化进大肠杆菌 *E.coli* ET12567（pUZ8002）中，经大肠杆菌-链霉菌属间结合转移将质粒导入 *Streptomyces* sp. HK-2006-1 中获得结合子，结合子在 37℃ 诱导同源重组，经连续液体培养后获得双交换突变菌株。经抗性筛选和 PCR 验证（图 3-11）后，对确定为 *orf*3 基因敲除的突变菌株 JHZ1010 进行发酵，发酵产物进行 HPLC 分析次级代谢产物变化。结果显示，敲除基因 *orf*3 后阿德加霉素和查尔霉素的产量均不受影响（图 3-12），因此确定 *orf*3 应在基因簇外。

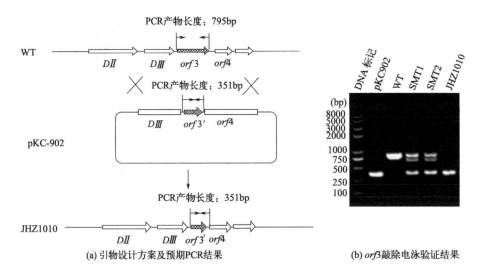

(a) 引物设计方案及预期PCR结果　　　　(b) *orf*3敲除电泳验证结果

图 3-11　*orf*3 基因敲除后 PCR 验证

使用引物 PCR 时，野生菌 PCR 产物大小应该为 795bp，pKC-902 和双交换突变菌株 PCR 产物大小应该均为 351bp，单交换突变菌株的 PCR 产物大小为 351bp 和 795bp 两条条带。WT：野生菌；SMT：单交换突变菌株

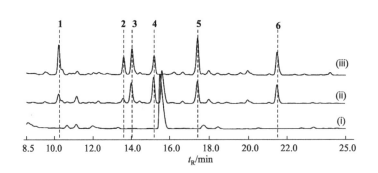

图 3-12　*orf*3 基因敲除实验

（ⅰ）培养基；（ⅱ）野生型菌株；（ⅲ）*orf*3 基因敲除菌株 JHZ1010

*orf*3 下游基因 *orf*4 及其他的基因编码的蛋白功能均明显与次级代谢产物生产无关。因此，可以确定整个基因簇应该是从 *almK* 起始一直到 *almD*Ⅲ 基因截止，共 34

个 ORFs，基因簇总长为 77.73kb。

3.4

小　结

通过中断 PKS 基因的方法发现阿德加霉素和查尔霉素是由同一个基因簇合成。然后，通过全基因组测序获得了目标菌株 *Streptomyces* sp. HK-2006-1 的基因组数据信息。利用用于 PKS 基因中断的基因片段序列找到了阿德加霉素生物合成基因簇的位置。通过分析基因编码蛋白的功能同源性分析，找到与之前文献报道的查尔霉素和二氢查尔霉素生物合成基因簇高度同源的 25 个 ORFs，并在其下游找到 9 个可能与阿德加霉素类化合物生物合成有关的基因。通过连续的基因敲除实验，结合基因编码蛋白的功能分析，确定了阿德加霉素生物合成基因簇的边界。最终确定的阿德加霉素的生物合成基因簇共包括 34 个 ORFs（*almK*～*almD*Ⅲ），大小为 77.73kb。

4

阿德加霉素和查尔霉素
生物合成基因簇基因
功能分析及生物合成
途径推测

根据序列分析和边界确定的结果，我们推测了 34 个连续的开放读码框（ORFs，总长度为 77.73kb）可能与阿德加霉素类化合物和查尔霉素类化合物生物合成有关。通过与同源蛋白序列比，我们推测了这 34 个 ORFs 所编码蛋白的功能，结合以前报道的查尔霉素和二氢查尔霉素生物合成途径，我们推测了阿德加霉素类化合物的生物合成途径。

4.1

阿德加霉素类化合物和查尔霉素类化合物
聚酮母核生物合成途径推测

在阿德加霉素类和查尔霉素类生物合成基因簇中共发现 5 个基因（$almHI \sim almHV$）编码了一组多功能的 I 型 PKS，总共包括一个起始模块和 8 个延伸模块（比已报道的查尔霉素和二氢查尔霉素生物合成基因簇中的 PKS 多一个延伸模块），负责合成阿德加霉素类和查尔霉素类结构中的十六元大环内酯环。蛋白保守结构域数据库（conserved domain database，CDD）检索结果显示，每个模块至少包括酮基合成酶（KS）、酰基转移酶（AT）和酰基承载蛋白（ACP）三个结构域，分别负责选择、活化和催化延长单位与聚酮长链之间的脱羧缩合反应。脱水酶（DH）、烯酰还原酶（ER）和酮基还原酶（KR）位于 AT 和 ACP 之间。这三个结构域可以在下一轮碳链延伸之前在下一延伸单位中引入不同程度的还原性修饰。

因为整个 PKS 中含有一个起始模块和 8 个延伸模块，正常情况下应该合成十八元内酯环，而我们在 *Streptomyces* sp. HK-2006-1 菌的发酵产物中并没有发现任何十八元内酯结构类型化合物。所以，我们推测 PKS 中有一个延伸模块没有发挥作用，在聚酮链延伸过程中被跳过了。对比之前报道的查尔霉素和二氢查尔霉素基因簇中的 PKS 序列，我们发现多出来的一个延伸模块出现在 $almHI$ 中。而且根据功能域组成分析显示，应该是具有相同结构域组成的第一或第二个延伸模块中的一个被跳过了。为找出具体是哪个模块被跳过了以及可能机制，我们对 PKS 各功能域序列进行了对比。

对阿德加霉素类聚酮合酶所有的 KS 模块氨基酸序列对比分析，结果如图 4-1 所示，起始模块的 KS 中活性位点保守的半胱氨酸残基（C）突变成了谷氨酰胺（Q），这被认为是聚酮合酶利用丙二酰辅酶 A 作为起始单元的特征。在第一个延伸模块中

KS1 活性位点附近的保守区域氨基酸序列 TACSSS 突变为 TACGRI，这样的变化势必影响 KS1 的功能发挥。当 KS1 的功能出现故障后 ACP1 上连入的活化了的延伸单元就会被Ⅱ型硫酯酶（typeⅡ thioesterase）水解掉，而基因簇中的 *almM* 就是一个Ⅱ型硫酯酶编码基因，这进一步肯定了这一推测。去掉延伸单元的 ACP1 为复合体 PKS 内部 ACP-to-ACP 跳跃机制创造了可能。因此，我们推测第一个延伸模块在大环内酯母核合成过程中被跳过了。

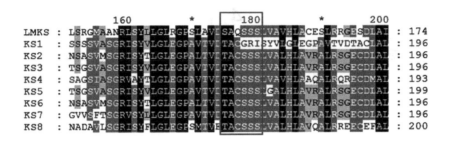

图 4-1　阿德加霉素类生物合成基因簇 PKS 中所有 KS 功能域活性位点分析

在阿德加霉素类合成聚酮合酶中的所有的 KR 序列分析对比表明（图 4-2）：第一延伸模块和第五延伸模块中的 KR1 和 KR5 中的 NADP（H）结合位点 TGXXGXXG 突变为 AGXXDXXA，使得辅因子 NADP（H）无法结合，从而使 KR 失去催化羰基还原为羟基的能力。阿德加霉素类和查尔霉素类化合物大环内酯环骨架中 C-9 位羰基（由第 5 延伸模块而来）的存在也证实了这一推论。

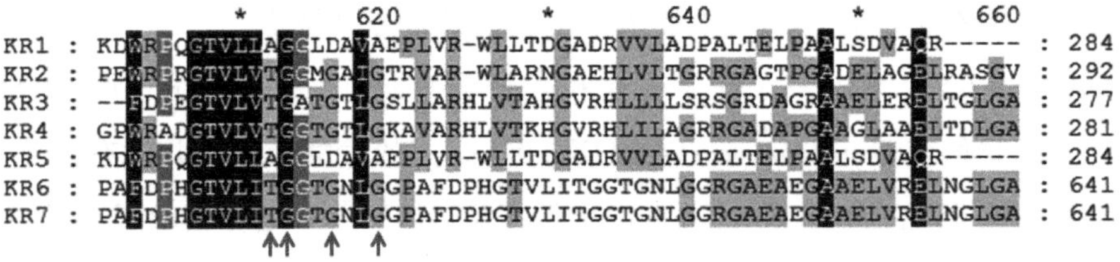

图 4-2　阿德加霉素类生物合成基因簇 PKS 中所有 KR 功能域活性位点分析
箭头标记处为 NADP（H）结合位点

为验证阿德加霉素类合成聚酮合酶中是否为第一延伸模块被跳过，我们曾尝试进行模块敲除实验，但是由于整个Ⅰ型聚酮合酶模块间的保守性过高，进行敲除实验一直未得以成功。由此，我们推测了整个大环内酯母核合成途径，如图 4-3 所示。

　十六元大环内酯查尔霉素和阿德加霉素的生物合成机制研究

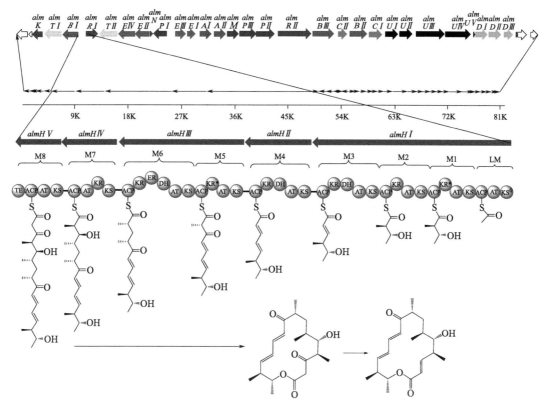

图 4-3　阿德加霉素类大环内酯母核合成途径推测

4.2

内酯环骨架后修饰推测

在阿德加霉素内酯环骨架合成聚酮合酶中的最后一个延伸模块中，没有发现脱水酶和酮基还原酶功能域，正常情况下在链延伸过程中羰基将会被保留（2 位羰基）。然而，在获得的阿德加霉素类和查尔霉素类化合物中，内酯环母核结构中均为 2,3-反式双键而非预测中的 2-羰基结构，由此推测 2-羰基还原为羟基、脱水形成双键的过程是由 PKS 以外的其他酶催化完成的。分析整个基因簇中其他基因的功能发现紧挨着 PKS 基因的 *almK* 基因编码了一个 3-酮酰基-ACP 还原酶（NADPH-依赖型还原酶 BKR），该类型酶参与 Ⅱ 型脂肪酸（typeⅡ FAS）合成链延伸过程中的第一步还原反应，是一类经典的短链还原酶（classic SDRs）。因为脂肪酸的合成过程与大环内酯的合成过程类似，因此，*almK* 编码的蛋白最有可能催化内酯环 3-羰基还原过程。

类似的，在 *almH*II 编码的 PKS 第四延伸模块中没有发现烯酰还原酶（ER 功能域为 10,11-反式双键还原必需），而在最终的阿德加霉素类和二氢查尔霉素内酯环母核中 10,11-反式双键被还原，这也应该是 PKS 外的酶催化完成的。因为 BKR 还被发现具有烯酰还原功能，因此我们推测 10,11-双键的还原可能是由基因簇外的某个 BKR 酶完成的。

在基因簇中共发现 3 个 P450 氧化酶编码基因 *almP*I、*almP*II 和 *almP*III，分别负责内酯环不同位置的氧化修饰。*almP*I 编码的蛋白与催化泰乐菌素 C-23 位羟基化的 TylHI 高度同源，TylHI 在催化泰乐菌素 C-23 位羟化时需要辅助蛋白 TylHII 的参与才能实现，与 TylHII 同源的铁硫蛋白编码基因 *almN* 被发现就紧挨着基因 *almP*I。因此，推测基因 *almP*I 和 *almN* 编码的蛋白负责了内酯环 C-20 位的羟化反应。*almP*II 和 *almP*III 编码的蛋白分别对应二氢查尔霉素基因簇中的 *gerP*I 和 *gerP*II，*gerP*I 和 *gerP*II 被证实分别负责了 12,13-环氧环和 C-8 位羟基的形成过程。

4.3

脱氧糖生物合成途径推测

Streptomyces sp. HK-2006-1 生产的阿德加霉素类和查尔霉素类化合物中共发现三种类型的脱氧糖：D-mycinose、查尔糖（D-chalcose）和阿德加糖型糖（D-阿德加糖和脱碳酸酯阿德加糖）。均为 6-脱氧糖家族，如图 4-4 所示，6-脱氧糖生物合成中最关键的中间体 TDP-4-酮-6-脱氧葡萄糖是葡萄糖-1-磷酸在胸腺嘧啶转移酶 AlmAI 作用下活化为 TDP-D-葡萄糖，然后在脱水酶 AlmAII 作用下生成，该途径已被广泛认可。

4.3.1 D-mycinose 生物合成途径推测

D-mycinose 生物合成前体 TDP-6-脱氧-D-阿洛糖的生物合成途径已经在二氢查尔霉素生产菌 *Streptomyces* sp. KCTC 0041BP 中通过体外酶催化合成实验被阐明。由中间体 TDP-4-酮-6-脱氧葡萄糖先在 GerF 作用下发生 3-羟基异构化，紧接着由 GerK I 催化 4-羰基还原获得 TDP-6-脱氧-D-阿洛糖，而且 3-羟基的异构化必须先于 4-羰基的还原发生，否则 4-羰基还原无法实现。与 GerF 和 GerK I 同源的酶在 *Streptomyces* sp. HK-2006-1 菌中由基因 *almE*I 和 *almE*II 编码而来。D-mycinose 中 2,3 位甲氧基是在其前体 TDP-6-脱氧-D-阿洛糖被连接到内酯环母核上之后完成的。在泰乐菌素生物合成过程中 TDP-6-脱氧-D-阿洛糖连接到内酯环母核上发生在 5 位糖（D-mycaminose）完成连接之后，在失去 5 位糖生产能力的突变株中 TDP-6-脱氧-D-阿洛糖不能被连接到内酯环上。因此，我们认为 Streptomyces sp. HK-2006-1 菌中也是同样的顺序。而甲基化所需的两个 O-甲基转移酶很可能就是由基因 almEⅢ 和 almEⅣ 编码。如图 4-4所示，D-mycinose 生物合成所需的基因在基因簇中均被找到。

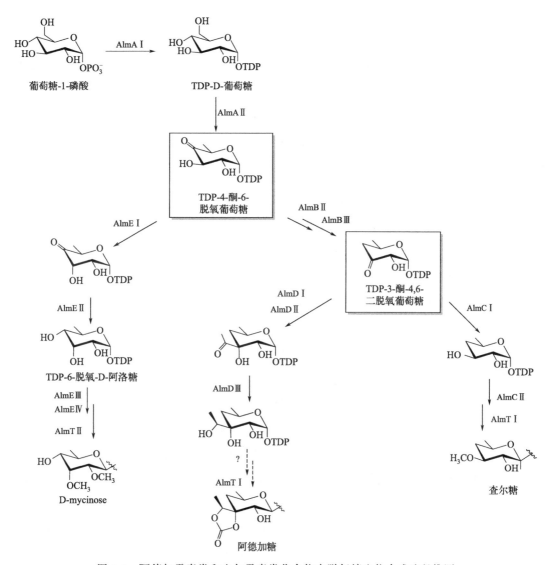

图 4-4　阿德加霉素类和查尔霉素类化合物中脱氧糖生物合成途径推测

4.3.2　查尔糖生物合成途径推测

查尔糖和阿德加糖同属于 6-脱氧糖家族中的 4,6-二脱氧糖亚家族，该亚家族中唯一被阐明生物合成机制的是 *Streptomyces venezuelae* 产生的酒霉素和苦霉素结构中的 D-德胺糖：中间体 TDP-4-酮-6-脱氧葡萄糖在转氨酶 Des I 和脱氨酶 Des II 作用下实现 C-4 位去氧反应，生成 4,6-二脱氧糖的重要中间体 TDP-3-酮-4,6-二脱氧葡萄糖。在阿德加霉素类生物合成基因簇中基因 *almBII* 和 *almBIII* 编码的蛋白与 Des I 和 Des II 同源性超过 60%。因此，我们认为 *almBII* 和 *almBIII* 编码了由 TDP-4-酮-6-脱氧葡萄糖合成 TDP-3-酮-4,6-二脱氧葡萄糖所需的两个关键酶。由 TDP-3-酮-4,6-二脱氧葡萄糖合成查尔糖前体 TDP-4,6-二脱氧葡萄糖需要将 3-羰基还原为羟基，该过程我们推测由 *almCI* 编码的氧化还原酶完成，该基因紧挨着以前报道的查尔霉素生物合成基因簇，为一个没有阐明功能的基因。查尔糖合成的最后一步甲基化反应很可能是由 *almCIII* 或 *almUI* 基因编码 O-甲基转移酶完成。

4.3.3 阿德加糖生物合成途径推测

阿德加糖合成的关键在于在中间体 TDP-3-酮-4,6-二脱氧葡萄糖的 3 位引入二碳支链。利用放射性同位素喂养实验研究阿德加糖的生物合成机制，结果显示，阿德加糖的二碳支链来源于丙酮酸。近年来，有关其他二碳支链糖（如 yersiniose A 和 avilamycin A 中的 enrekanate）的生物合成机制研究显示，二碳支链均来自于丙酮酸，由一个硫酸素焦磷酸（TPP）-依赖酶（例如乙酰乳酸合成酶、丙酮酸脱羧酶、丙酮酸脱氢酶等）催化实现二碳支链引入（如图 4-5 所示）。虽然现在生物合成机制研究较清楚的二碳支链糖的二碳支链都存在于 C-4 位，而阿德加糖的二碳支链存在于 C-3 位，但我们相信阿德加糖中的二碳支链同样是由一个 TPP-依赖酶催化完成的。以此为入手点，我们在确定的基因簇中找到两个基因 *almDI* 和 *almDII*，编码的蛋白分别与丙酮酸脱氢酶复合体 E1（E1-PDHc）的 α 亚基和 β 亚基同源。根据文献的相关报道，*almDI* 和 *almDII* 编码的蛋白很有可能形成 α2β2 复合体，以 TPP 为辅因子催化丙酮酸形成乙酰基负碳离子（acetyl carbanion），然后乙酰基负碳离子进攻 TDP-3-酮-4,6-二脱氧葡萄糖的 3 位羰基将二碳单位连接到糖环上（如图 4-5 所示）。在引入二碳支链的同时也引进了一个羰基，位于二碳支链上。而要形成最终的五元碳酸酯环，这个羰基需要被还原为羟基，该过程需要的酶可能由紧挨着二碳支链合成基因 *almDI* /*almDII* 下游的 *almDIII* 编码的短链还原酶（SDR）催化完成。

碳酸酯结构在天然来源化合物中并非常见的修饰基团，据统计显示，到 2012 年发现的带碳酸酯结构的天然化合物不超过 50 个。放射性同位素喂养实验显示，阿德加糖中碳酸酯可来源于碳酸氢盐，可能由一个酯化反应完成。而我们在基因簇中没有

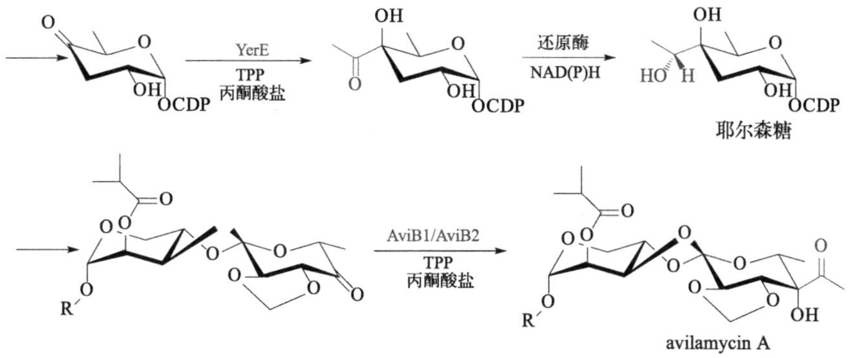

图 4-5 二碳支链糖生物合成酶示例

发现相关的酯化酶编码基因。近年，在细胞松弛素 E（cytochalasin E）生物合成基因簇中发现一个多功能单氧化酶 CcsB 通过催化连续的两次插氧反应，在细胞松弛素的大环中插入一个支链碳酸酯结构，而在我们发现的阿德加霉素类生物合成基因簇中没有发现任何与 CcsB 同源的蛋白编码基因。因此，我们推测阿德加糖中的碳酸酯的合成可能还存在其他未知的机制，还需要进一步研究。

4.4

脱氧糖与大环内酯母核组装

在生物体内糖基与苷元连接生成糖苷类化合物的过程是由糖基转移酶（GT）完成的，在我们获得的阿德加霉素类生物合成基因簇中共发现两个编码糖基转移酶的基因 *almT*I 和 *almT*II，而获得存在 4 种结构的糖：D-mycinose、查尔糖、阿德加糖和脱碳酸酯阿德加糖。其中，脱碳酸酯阿德加糖是阿德加糖生物合成前体，因此按一般情况是至少需要 3 个 GTs 来完成糖基化过程。基因 *almT*II 编码的蛋白与二氢查尔霉素合成基因簇中的 6-脱氧阿洛糖转移酶 GerT I 相同，因此，可以确定其负责将 D-mycinose 的前体 TDP-6-脱氧-D-阿洛糖连接到内酯环的 C-20 位。那么剩下的 *almT*I 编码的糖基转移酶就应该是催化查尔糖和阿德加糖的前体连接到内酯环骨架 C-5 位，而且该过程先于 TDP-6-脱氧-D-阿洛糖连接到内酯环的 C-20 位发生。根据以上推测整理出阿德加霉素类化合物内酯环与糖基组合和后修饰途径，如图 4-6 所示。

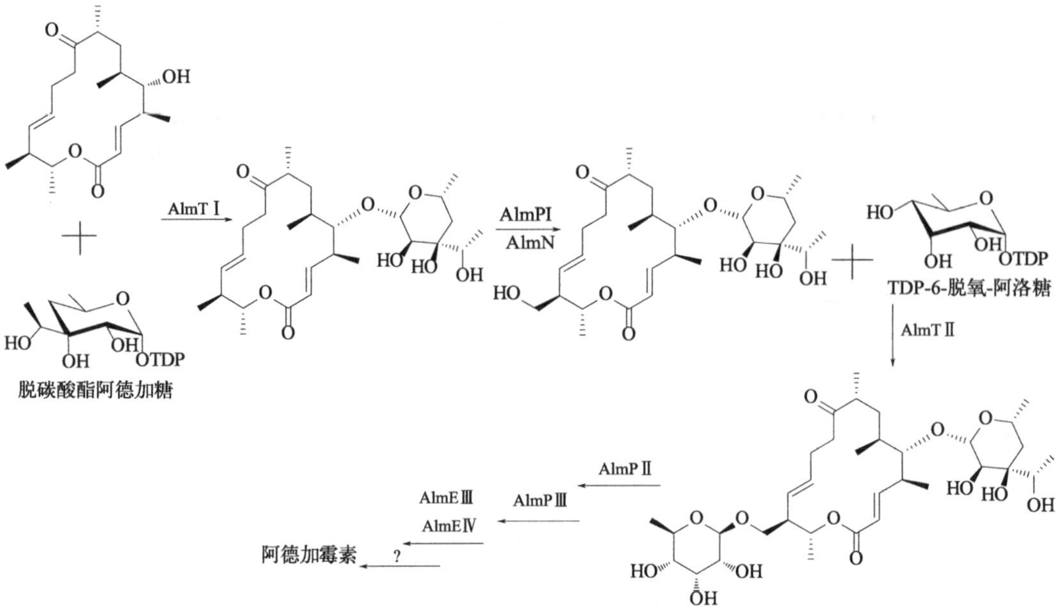

图 4-6　阿德加霉素类化合物生物合成中糖基与内酯环组装和后修饰过程推测

因为内酯环骨架后修饰与糖基化过程先后顺序不明，因此后修饰过程未先体现

4.5

阿德加霉素和查尔霉素合成相关调节基因和抗性基因

同大多数抗生素生产菌一样，为保护自身不被自己所生产的抗生素所伤害，阿德加霉素类和查尔霉素类抗生素生产菌 *Streptomyces* sp. HK-2006-1 同样进化出一套自我防御机制。在基因簇中紧挨着 PKS 基因的一个 *almRI* 基因与泰乐菌素和麻西那霉素生物合成基因簇中的 *tlrB* 和 *myrA* 相似，TlrB 通过甲基化核糖体 23S rRNA 结构域Ⅱ中的 G748 位点来抑制泰乐菌素与核糖体结合，从而抑制核糖体功能。很有可能 AlmRⅠ通过也是甲基化 *Streptomyces* sp. HK-2006-1 的核糖体 G748 位点，来实现自我保护。这个也是大多数大环内酯类抗生素产生菌的自我保护机制之一，但是在临床上常用的一些抗生素的生物合成基因簇中常见的甲基化 23S rRNA 结构域Ⅴ中 A2058 的 *erm* 基因，是核糖体甲基化自我保护机制重要辅因子，却没在阿德加霉素类基因中发现任何同源基因。在基因簇中我们还发现一个可能的与自我防护机制有关的基因 *almRⅡ* 编码了一个胞外葡萄糖苷酶，与 *Streptomyces antibioticus* 菌中的 OleR 同源，OleR 被证实能将 OleI 连接到德胺糖 2-OH 上的葡萄糖去除，使竹桃霉素恢复活性。

但是与 OleI 同源的蛋白编码基因在我们的基因簇中没有发现。

4.6

小　结

    Streptomyces sp. HK-2006-1 可同时生产阿德加霉素类和查尔霉素类化合物，我们获得的阿德加霉素类生物合成基因簇中也包含已报道的查尔霉素和二氢查尔霉素生物合成基因簇的高度同源的 25 个基因。我们基于查尔霉素和二氢查尔霉素生物合成相关研究以及基因编码蛋白功能分析初步推测了整个阿德加霉素类化合物的生物合成途径。整个途径中涉及的关键基因的功能还需要通过进一步的实验来验证。

5

阿德加霉素和查尔霉素生物
合成基因簇中关键基因的
功能研究

我们通过全基因组测序及基因敲除实验，获得了完整的阿德加霉素生物合成基因簇，包含调控基因、抗性基因在内共 34 个 ORFs，大小为 77.73kb。基因簇中包括 25 个连续的 ORFs 与已报道的查尔霉素生物合成基因簇高度同源，这也与 Streptomyces sp. HK-2006-1 能生产查尔霉素类化合物的现象相符。基于之前关于查尔霉素和二氢查尔霉素的生物合成研究以及生物学功能分析对阿德加霉素类化合物的生物合成途径进行了初步推测。但是许多基因的功能仅靠同源性分析是不够的，还需要通过分子生物学手段选择性失活目标基因，结合分析突变菌株代谢产物的变化，进一步推测该基因的具体功能。为研究阿德加霉素类生物合成基因簇中我们感兴趣的基因，首先需要构建基因同框敲除质粒，然后通过遗传操作技术将质粒导入 Streptomyces sp. HK-2006-1 中经同源重组后获得基因敲除的双交换突变菌株，对突变菌株进行发酵分析代谢产物的变化，确定其生物学功能，为将来进一步生化试验做准备。

根据 Streptomyces sp. HK-2006-1 的抗生素敏感性和遗传转移系统的需要，我们选择温度敏感性大肠杆菌-链霉菌穿梭质粒 pKC1139 作为基因敲除载体质粒，当基因敲除质粒进入链霉菌之后，在 37℃诱导同源重组的发生，然后通过连续培养，抗性筛选出发生两次同源重组的稳定双交换菌株，最后通过特异性 PCR 筛选出基因敲除的双交换菌株。我们还在带有链霉菌噬菌体整合基因 ϕC31 和 oriT 序列的 pSET152 质粒中插入 ErmE* 启动子和 FD 终止子，构建了基因回补载体质粒 pSET152-ErmE。

5.1

阿德加霉素和查尔霉素生物合成分支基因的确定

阿德加霉素类与查尔霉素类的分支主要是由于 C-5 位糖基的不同造成的：查尔霉素类为查尔糖，阿德加霉素类是阿德加糖或脱碳酸酯阿德加糖（阿德加糖生物合成前体）。阿德加糖和查尔糖同属于 6-脱氧糖家族下的 4,6-二脱氧糖亚家族，如图 5-1 所示，该亚家族生物合成中有一个共有中间体 TDP-3-酮-4,6-二脱氧葡萄糖。因此，阿德加霉素类和查尔霉素类化合物的分支也就归根到由 TDP-3-酮-4,6-二脱氧葡萄糖之后的过程造成：查尔糖为 3-羰基还原；阿德加糖为二碳支链的引入。基因 almDⅠ 和 almDⅡ 被认为负责了阿德加糖中二碳支链的引入，almCⅠ 被认为催化了 TDP-3-酮-4,6-二脱氧葡萄糖 3-羰基的还原。因此，我们决定通过选择性分别失活这三个基因来验证我们的推测。

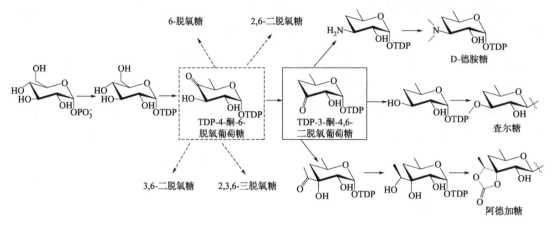

图 5-1　4,6-二脱氧糖生物合成途径推测

5.1.1　almDI 和 almDII 基因分别敲除与回补

5.1.1.1　almDI 基因的敲除与回补

序列分析表明，almDI 基因大小为 978bp，编码了一个与丙酮酸脱氢酶复合体 E1 部分 α 亚基高度同源的蛋白。为敲除 almDI 基因我们设计了 almDI-L-F/almDI-L-R 和 almDI-R-F/almDI-R-R 两对引物，以 Streptomyces sp. HK-2006-1 基因组 DNA 为模板，采用高保真 KOD FX 酶通过 PCR 获得了两条长度分别为 1510bp 和 1597bp 的同源重组同源臂，同源臂之间缺失 462bp almDI 基因序列。分别酶切处理后依次连入经过相同酶切处理的载体质粒 pKC1139 中，构建成 almDI 基因敲除质粒 pKC899。

将通过测序鉴定的 pKC899 质粒转化进 E.coli ET12567（pUZ8002）菌中，通过大肠杆菌-链霉菌属间结合转移得到结合子，结合子在 37℃诱导同源重组。连续液体培养后获得双交换子，经过抗性筛选和特异性 PCR 验证后（图 5-2），再对获得的 almDI 基因敲除突变菌株 JHZ1002 进行发酵获取代谢产物，发酵产物经 HPLC 分析。结果显示，敲除 almDI 基因后阿德加霉素类化合物（**1,2,5,6**）不再产生，而查尔霉素类化合物（**3,4**）的产生不受影响，产量还有所增加（图 5-3）。当利用携带 ErmE* 启动子和 FD 终止子的质粒 pSET152-ErmE 携带完整的 almDI 基因回补回突变菌株 JHZ1002 后，阿德加霉素类化合物（**1,2,5,6**）的生产在一定程度上得到恢复。证明 almDI 与阿德加糖生物合成有关。

5.1.1.2　almDII 基因的敲除与回补

序列分析表明，almDII 基因大小为 1044bp，编码了一个丙酮酸脱氢酶复合体 E1

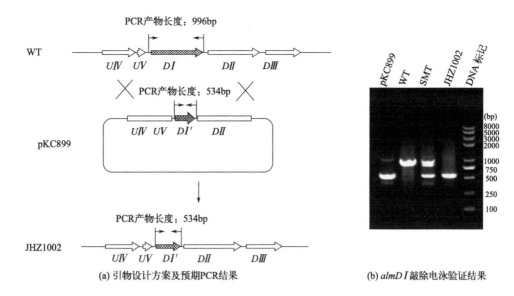

(a) 引物设计方案及预期PCR结果　　　(b) almDⅠ敲除电泳验证结果

图 5-2　almDⅠ基因敲除后 PCR 验证

使用引物 PCR 时，野生菌 PCR 产物大小应该为 996bp，pKC899 和双交换突变菌株 PCR 产物大小应该均为 534bp，单交换突变菌株的 PCR 产物大小为 534bp 和 996bp 两条条带。WT：野生菌；SMT：单交换突变菌株

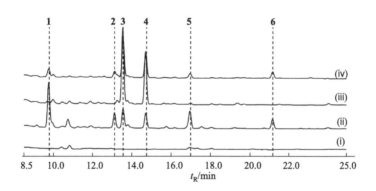

图 5-3　almDⅠ基因敲除与回补实验

（ⅰ）培养基；（ⅱ）野生型菌株；（ⅲ）almDⅠ基因敲除菌株 JHZ1002；（ⅳ）almDⅠ基因回补菌株 JHZ1011

（E1-PDHc）部分 β 亚基同源蛋白。为通过同框敲除方法失活基因 almDⅡ 研究其功能，两对引物 almDⅡ-L-F/almDⅡ-L-R 和 almDⅡ-R-F/almDⅡ-R-R 被用来以 *Streptomyces* sp. HK-2006-1 基因组 DNA 为模板，采用高保真 KOD FX 酶通过 PCR 获得了两条长度分别为 1700bp 和 1622bp 的同源重组同源臂，同源臂间缺失 579bp almDⅡ 基因序列。分别酶切处理后连入经过相同酶切处理的载体质粒 pKC1139 中，构建成 almDⅡ 基因敲除质粒 pKC900。

与 almDⅠ 基因敲除过程相同，质粒 pKC900 被以结合转移的方式导入 *Streptomyces* sp. HK-2006-1 菌中获得结合子，在 37℃诱导同源重组的发生。经过抗性筛选和特异性 PCR 验证后（图 5-4），再对获得的 almDⅡ 基因敲除突变菌株 JHZ1003 进行发酵获取代谢产物，发酵产物经 HPLC 分析。结果显示，敲除 *almDⅡ* 基因后阿德加霉素类化合物（**1,2,5,6**）不再产生，而查尔霉素类化合物（**3,4**）的生产不受影响，产量还有所增加（图 5-5）。当利用携带 *ErmE** 启动子和 *FD* 终止子的质粒 pSET152-ErmE 携带完整的 *almDⅡ* 基因回补回突变菌株后，阿德加霉素类化合物（**1,2,5,6**）的生产在一定程度上得到恢复。证明其与阿德加糖生物合成有关。

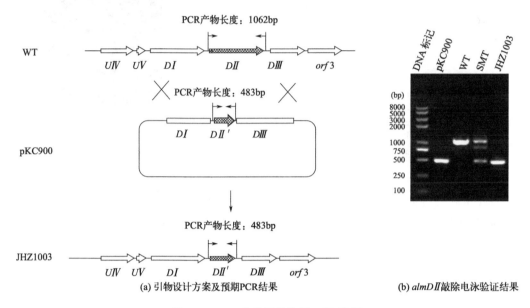

(a) 引物设计方案及预期PCR结果   (b) *almDⅡ*敲除电泳验证结果

图 5-4　*almDⅡ* 基因敲除后 PCR 验证

使用引物 PCR 时，野生菌 PCR 产物大小应该为 1062bp，pKC900 和双交换突变菌株 PCR 产物大小应该均为 483bp，单交换突变菌株的 PCR 产物大小为 483bp 和 1062bp 两条条带。WT：野生菌；SMT：单交换突变菌株

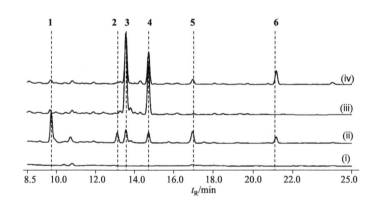

图 5-5　*almDⅡ* 基因敲除与回补实验

（ⅰ）培养基；（ⅱ）野生型菌株；（ⅲ）*almDⅡ* 基因敲除 JHZ1003；（ⅳ）*almDⅡ* 基因回补 JHZ1012

5.1.2　almDI 和 almDⅡ 基因同时敲除与回补

为研究基因 *almDⅠ* 和 *almDⅡ* 的相互关系，在分别敲除两个基因的基础上我们

还对两个基因进行了同时敲除和回补实验。我们利用构建 almDⅠ 敲除质粒 pKC899 的长度为 1510bp 的 L 臂与构建 pKC900 质粒的 1622bp 长的 R 臂依次连入 pKC1139 质粒中，获得双基因同时敲除的质粒 pKC8900。采用前述的结合转移方法获得 almD Ⅰ 和 almDⅡ 双基因敲除突变菌株，经过抗性筛选和特异性 PCR 验证后（图 5-6），再对获得的 almDⅠ 和 almDⅡ 双敲除突变菌株 JHZ1004 进行发酵获取代谢产物，发酵产物经 HPLC 分析。结果显示，与单敲除 almDⅠ 或 almDⅡ 基因结果相似，敲除 almDⅠ 和 almDⅡ 基因后阿德加霉素类化合物（**1,2,5,6**）不再产生，而查尔霉素类化合物（**3,4**）的产生不受影响，产量还有所增加（图 5-7）。有趣的是，将携带完整的 almDⅠ 和 almDⅡ 基因以及两基因之间序列的质粒 pSET8900 回补回突变菌株后，

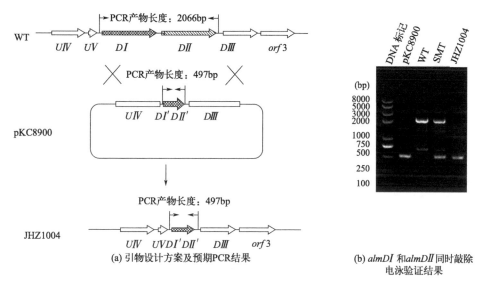

(a) 引物设计方案及预期PCR结果　　　(b) almDⅠ 和 almDⅡ 同时敲除电泳验证结果

图 5-6　almDⅠ 和 almDⅡ 基因同时敲除后 PCR 验证

使用引物 PCR 时，野生菌 PCR 产物大小应该为 2066bp，pKC8900 和双交换突变菌株 PCR 产物大小应该均为 497bp，单交换突变菌株的 PCR 产物大小为 497bp 和 2066bp 两条条带。WT：野生菌；SMT：单交换突变菌株

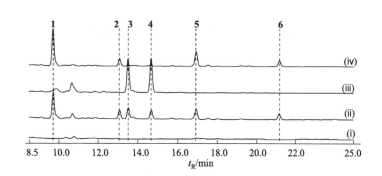

图 5-7　almDⅠ 和 almDⅡ 基因同时敲除与回补实验

（ⅰ）培养基；（ⅱ）野生型菌株；（ⅲ）almDⅠ 和 almDⅡ 基因同时敲除菌株 JHZ1004；

（ⅳ）almDⅠ 和 almDⅡ 基因同时回补菌株 JHZ1013

阿德加霉素类化合物（**1,2,5,6**）的产生得到恢复并成为主要产物，而查尔霉素类化合物（**3,4**）减少到几乎无法检测的地步。

以上实验结果证实基因 *almD*Ⅰ 和 *almD*Ⅱ 与阿德加糖生物合成有关，而且 AlmDⅠ、AlmDⅡ 必须形成复合体才能发挥活性。结合其编码蛋白的同源性及相关文献报道，我们可以确定，*almD*Ⅰ 和 *almD*Ⅱ 编码的蛋白应该是形成 α2β2 形式复合体发挥作用。首先，AlmDⅠ/AlmDⅡ 复合体以丙酮酸为原料，TPP 为辅因子合成 TPP-携带的酰基中间体 **a**，酰基中间体 **a** 再进攻阿德加糖生物合成中间体 TDP-3-酮-4,6-二脱氧葡萄糖的 3 位羰基，最终形成携带二碳支链的产物 **b**（如图 5-8 所示）。

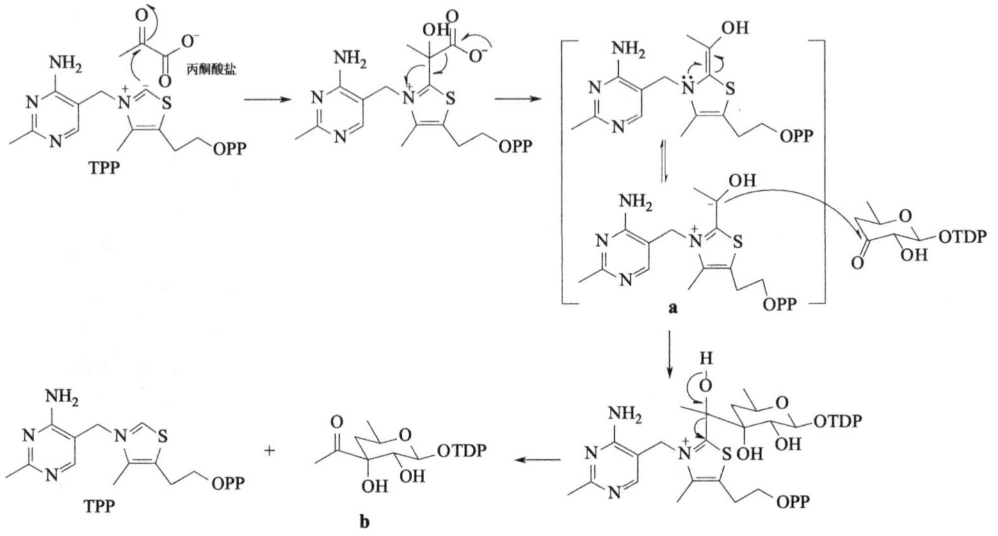

图 5-8　阿德加糖二碳支链生物合成机制推测

5.2

查尔糖 3-酮基还原基因的确定

由中间体 TDP-3-酮-4,6-二脱氧葡萄糖合成查尔糖前体 TDP-4,6-二脱氧葡萄糖仅需要一步特异性的羰基还原即可。我们在阿德加霉素生物合成基因簇中与已报道的查尔霉素基因簇相同的 25 个基因下游拓展的 9 个基因中，共发现两个还原酶基因 *almC*Ⅰ 和 *almD*Ⅲ（表 3-2），为确定具体是哪个基因催化了该过程，我们分别对这两个基因进行了敲除实验。

5.2.1　基因 almDⅢ的敲除验证

基因序列分析显示，基因 *almD*Ⅲ 大小为 672bp，编码的蛋白属于典型的短链脱氢/还原酶。在敲除基因 *almD*Ⅲ后查尔霉素类化合物的生产基本不受影响，但阿德加霉素类化合物的生产显著降低，尤其是化合物（**2,5,6**）最为明显（图 3-10），可以确定其是与阿德加霉素类化合物有关，而非查尔霉素类化合物。

5.2.2　基因 almCⅠ的敲除验证

基因序列分析显示，基因 *almC*Ⅰ 大小为 1005bp，编码了一个醛/酮还原酶。为敲除基因 *almC*Ⅰ，两对引物 *almC*Ⅰ-L-F/*almC*Ⅰ-L-R 和 *almC*Ⅰ-R-F/*almC*Ⅰ-R-R 被用来通过 PCR 分别获取大小分别为 1470bp 和 1558bp 的 L、R 同源臂，两条同源臂之间缺失了 600bp *almC*Ⅰ 基因序列，将两条同源臂采用相应酶切处理后依次连入经相同的酶切处理过的 pKC1139 质粒中，构建成 *almC*Ⅰ 基因同框敲除质粒 pKC893。然后，通过大肠杆菌-链霉菌结合转移系统将质粒 pKC893 导入 *Streptomyces* sp. HK-2006-1 中获得结合子，在 37℃诱导同源重组发生，液体连续培养获得双交换子。经过抗性筛选和 PCR 验证挑选出 *almC*Ⅰ 基因敲除突变株（图 5-9）。对获得的 *almC*Ⅰ基因敲除突变菌株 JHZ1006 进行发酵，采用 HPLC 方法分析代谢产物变化。结果显

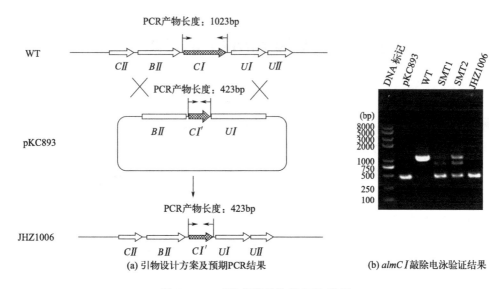

(a) 引物设计方案及预期PCR结果　　　　(b) *almC*Ⅰ敲除电泳验证结果

图 5-9　*almC*Ⅰ 基因敲除后 PCR 验证

使用引物 PCR 时，野生菌 PCR 产物大小应该为 1023bp，pKC893 和双交换突变菌株 PCR 产物大小应该均为 423bp，单交换突变菌株的 PCR 产物大小为 423bp 和 1023bp 两条条带。WT：野生菌；SMT：单交换突变菌株

示，突变菌株 JHZ1006 失去了生产查尔霉素类化合物（**3,4**）的能力，但阿德加霉素类化合物的生产不受影响。将基因 *almCⅠ* 回补回突变菌株后查尔霉素的生产得到恢复并成为主要产物（图 5-10）。由此可以确定基因 *almCⅠ* 与查尔糖合成有关，而且是在与阿德加糖共用中间体 dTDP-3-酮-4,6-二脱氧葡萄糖之后的步骤。查尔糖合成过程中到与阿德加糖分支中间体之后仅需要一步羰基还原。因此，可以确定基因 *almCⅠ* 编码的蛋白负责催化中间体 dTDP-3-酮-4,6-二脱氧葡萄糖 3 位羰基还原生成查尔糖的前体 dTDP-4,6-二脱氧葡萄糖。

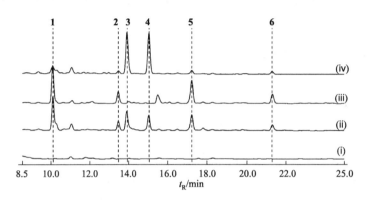

图 5-10   *almCⅠ* 基因敲除与回补实验

（ⅰ）培养基；（ⅱ）野生型菌株；（ⅲ）*almCⅠ* 基因敲除菌株 JHZ1006；（ⅳ）*almCⅠ* 基因回补菌株 JHZ1014

5.3

糖基转移酶基因 *almTⅠ* 的敲除验证

阿德加霉素生物合成基因簇能够同时合成两类内酯环母核相同而取代的糖基不同的十六元大环内酯抗生素，关键在于糖基转移酶能将两种不同的糖基（或两者共有中间体）连接到内酯环母核的同一位置。我们在整个基因簇中只发现两个糖基转移酶基因 *almTⅠ* 和 *almTⅡ*，其中 *almTⅡ* 在之前的报道中已经确定为是负责将 D-mycinose 连接到十六元内酯环的 C-20 位上，*almTⅠ* 被认为负责将查尔糖连接到内酯环 C-5 位上，考虑到阿德加糖和查尔糖连接位置相同，我们认为它们是同一个糖基转移酶连接到大环内酯环上的。

为通过实验验证我们的推测，我们对 *almTⅠ* 基因进行了敲除实验。利用引物 *almTⅠ*-L-F/*almTⅠ*-L-R 和 *almTⅠ*-R-F/*almTⅠ*-R-R 以 *Streptomyces* sp. HK-2006-1 基因组 DNA 作为模板，通过 PCR 获得长度分别为 1382bp 和 1460bp 的 L 和 R 同框

敲除同源臂。使用这两条同源臂构建的 $almT\,I$ 敲除质粒 pKC869 同源臂之间缺失了 828bp 的 $almT\,I$ 基因序列。利用结合转移获得结合子，在 37℃ 诱导同源重组，液体连续培养获取双交换子，通过抗性筛选和 PCR 验证后（图 5-11），我们对 $almT\,I$ 基因敲除突变菌株 JHZ1018 进行发酵，发酵产物经 HPLC 分析。结果显示，敲除基因 $almT\,I$ 后突变菌株不再产生阿德加霉素类化合物和查尔霉素类化合物（图 5-12）。因此，可以确定 $almT\,I$ 编码的糖基转移酶对阿德加霉素和查尔霉素合成至关重要，基本可以确定是负责将查尔糖和阿德加糖生物合成前体连接到内酯环 C-5 位上。但我们没能检测到内酯环母核产物的积累，这可能是由于突变菌株失去后续糖基化能力后，最初生产的内酯环母核被降解掉了，同时 PKS 基因的转录也受到影响而不能大量合成内酯环骨架造成的。该现象在研究泰乐菌素和多杀菌素的生物合成机制过程中也发现过。由此不难看出糖基化对整个大环内酯抗生素的合成至关重要。

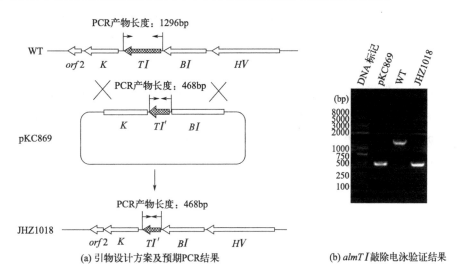

(a) 引物设计方案及预期PCR结果   (b) $almT\,I$ 敲除电泳验证结果

图 5-11 $almT\,I$ 基因敲除后 PCR 验证

使用引物 PCR 时，野生菌 PCR 产物大小应该为 1296bp，pKC869 和双交换突变菌株

PCR 产物大小应该为 468bp。WT：野生菌

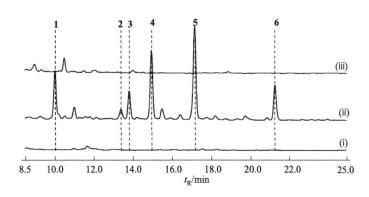

图 5-12 $almT\,I$ 基因敲除突变菌株次级代谢产物 HPLC 法分析

（ⅰ）培养基；（ⅱ）野生型菌株；（ⅲ）$almT\,I$ 基因敲除菌株 JHZ10018

5.4

小　结

通过基因选择性失活与回补实验，我们对基因簇中部分基因进行了功能验证实验，通过分析突变菌株的次级代谢产物的变化，对推测的阿德加霉素类化合物的生物合成途径中涉及的关键酶功能进行了验证。我们找到了造成阿德加霉素类和查尔霉素类分支的关键基因（图 5-13）：*almD* I /*almD* II 编码的丙酮酸脱氢酶复合体 E1 部分 α/β 亚基同源蛋白负责在阿德加糖合成中间体 TDP-3-酮-4,6-二脱氧葡萄糖的 3 位引入二碳支链，从而触发阿德加糖的合成，紧接着 *almD* III 基因编码的短链还原酶将引入的二碳支链上的羰基还原为羟基，最后经碳酸酯化修饰生成最终的阿德加糖；*almC* I 编码的氧化还原酶通过将中间体 TDP-3-酮-4,6-二脱氧葡萄糖的 3-羰基还原为羟基开启查尔糖合成途径，然后在 *O*-甲基转移酶 AlmC II 作用下对 3 位羟基进行甲基化修饰生成查尔糖。本发现也从基因水平解释了为什么查尔霉素和阿德加霉素常在同一株菌的代谢产物中发现。

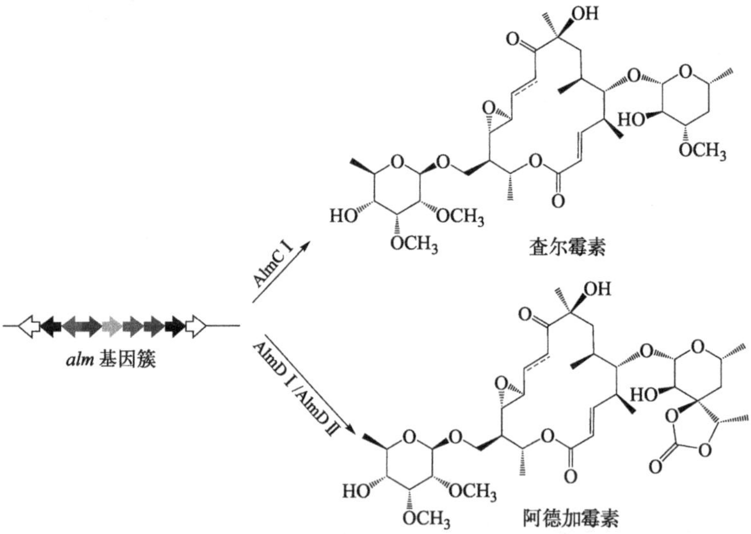

图 5-13　阿德加霉素和查尔霉素生物合成分支点示意图

基因 *almD* III 编码的还原酶被认为负责了阿德加糖二碳支链上的羰基还原，但是在敲除 *almD* III 基因后并没有积累二碳支链上带羰基的阿德加糖前体，也没有完全去除野生菌产生的 4 个主要的阿德加霉素类化合物，只是降低了其产量，尤其是本身产量较低的阿德加霉素 K（**2**）和阿德加霉素 E（**6**）表现尤为明显（基本不再产生，图 3-10）。*almD*Ⅲ基因编码的蛋白属于短链脱氢/还原酶（SDRs），是一类在生物体内广泛分布的酶，催化生物体内多种生物反应，如烯键还原、羰基还原为羟基、氧化还原等等。因此，在敲除 *almD*Ⅲ 基因后很有可能体内的其他 SDRs 部分接替了 AlmDⅢ的功能，从而保证一定量的阿德加霉素类化合物的产生，类似的情况在落叶酸（abscisic acid，ABA）的生物合成研究机制研究中也有发现过。

6

查尔糖3位甲基化酶的
鉴定与功能研究

前期研究中，我们已经确定 *Streptomyces* sp. HK-2006-1 菌株中产生的两大类化合物查尔霉素类化合物和阿德加霉素类化合物的生物合成基因簇来源于同一个生物合成基因簇。文献报道都认为二氢查尔霉素基因簇中的 *gerM* 和查尔霉素基因簇中的 *chmC*I 编码的蛋白负责查尔糖 3 位的甲基化，但是都未进行过实验验证。为确定负责查尔糖 3 位甲基化的基因，我们对整个基因簇进行了分析，共发现有四个编码氧甲基转移酶的基因，分别为 *almE*IV、*almE*III、*almC*II、*almU*I，其中 *almE*IV、*almE*III 的蛋白序列分别与 MycE、MycF 类似，负责查尔霉素 C-15 位阿洛糖上两个甲氧基的形成，这已经被研究得非常透彻。剩下的两个基因的功能未知，而 723bp 的 *almC*II 与已经报道的二氢查尔霉素基因簇中的 *gerM*、查尔霉素基因簇中的 *chmC*I 和鼠李糖（rhamnose）生物合成中编码甲基转移酶的基因 *spnH* 高度同源。为确定 *almU*I 和 *almC*II 到底是哪一个基因负责查尔糖 3 位的甲基化，我们对这两个基因进行了体内同框敲除，通过分析敲除菌株的发酵产物来确定是哪一个基因负责了查尔糖 3 位的甲基化。

6.1
查尔糖 3 位甲基化基因的确定

6.1.1　基因 almUI 的敲除验证

为敲除基因 *almU*I（大小为 939bp），编码一个氧甲基转移酶，接着在其上游和下游各设计一对同源臂引物（*almU*I-L-F/*almU*I-L-R 和 *almU*I-R-F/*almU*I-R-R），以提取的 *Streptomyces* sp. HK-2006-1 菌株中的基因组 DNA 为模板，通过 PCR 分别获得长度为 1420bp 的 L 臂和长度为 1390bp 的 R 臂。将两条同源臂用相应的限制性内切酶处理后依次连入用相同的限制性内切酶处理的质粒 pKC1139 中，构建成基因 *almU*I 中间缺失 660bp 的同框敲除质粒 pKC894。通过结合转移后，利用抗性筛选和 PCR 验证获得基因 *almU*I 敲除的突变菌株 JHZ1009，如图 6-1 所示。我们对基因 *almU*I 敲除的突变菌株 JHZ1009 进行发酵，产物经 HPLC 分析后发现突变菌株中查尔霉素类化合物 **3** 和 **4** 的生产均不受影响（图 6-2）。这说明基因 *almU*I 与查尔糖 3 位的甲基化的形成无关。

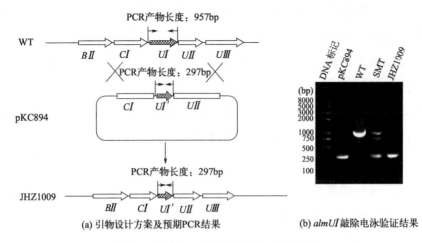

(a) 引物设计方案及预期PCR结果　　　　(b) *almUⅠ* 敲除电泳验证结果

图 6-1　基因 *almUⅠ* 敲除后 PCR 验证

野生菌 PCR 产物大小为 957bp，pKC894 和双交换突变菌株 JHZ1009 的 PCR 产物大小为 297bp

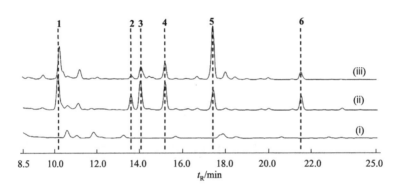

图 6-2　*almUⅠ* 基因敲除次级代谢产物分析图

（ⅰ）培养基；（ⅱ）野生型菌株；（ⅲ）*almUⅠ* 基因敲除菌株 JHZ1009

6.1.2　基因 almCⅡ 的敲除与回补验证

　　为敲除基因 *almCⅡ*（测序给出的大小为 723bp），在基因上游和下游各设计一对同源臂引物（*almCⅡ*-L-F/*almCⅡ*-L-R 和 *almCⅡ*-R-F/*almCⅡ*-R-R），以提取的 *Streptomyces* sp. HK-2006-1 菌株中的基因组 DNA 为模板，通过 PCR 获得长度为 1331bp 的 L 臂和长度为 1301bp 的 R 臂。将两条同源臂用相应的限制性内切酶处理后依次连入用相同的限制性内切酶处理的质粒 pKC1139 中，构建成基因 *almCⅡ* 中间缺失 465bp 的同框敲除质粒 pKC891。然后，经结合转移将敲除质粒转入 *Streptomyces* sp. HK-2006-1 中，通过抗性筛选和 PCR 验证获得基因 *almCⅡ* 敲除的突变菌株 JHZ1007，如图 6-3 所示。将 *almCⅡ* 基因敲除的突变菌株 JHZ1007 进行发酵，产物经 HPLC 分析后发现突变菌株中阿德加霉素类化合物（**1，2，5，6**）的产生不受影响，而查尔霉素类的化合物 **3** 和 **4** 基本不再产生，同时在保留时间分别为 9min 和 10min 左右处出现两个新色谱峰 **7** 和 **8**（图 6-4）。LC-MS 给出这两个峰对应的分子量分别为 m/z 689.4 $[M+H]^+$ 和 m/z 687.3 $[M+H]^+$，峰 **7** 的分子量较二氢查尔霉素（**3**）（m/z 703）少 14（CH_2），基本可以确定化合物 **7** 为二氢查尔霉素脱甲基产物。同样，色谱峰 **8** 的分子量比查尔霉素（**4**）（m/z 701）少 14（CH_2），基本可以确定化合物 **8** 为查尔霉素脱甲基产物，最终我们经大量发酵分离获得了化合物 **7** 和 **8**，并通过 1D，2D NMR 测试确定了它们的结构。

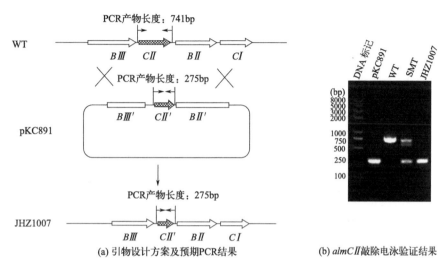

图 6-3　基因 *almCII* 敲除后 PCR 验证

野生菌 PCR 产物大小为 741bp，pKC891 和双交换突变菌株 JHZ1007 的 PCR 产物大小为 275bp

将 741bp 全长的 *almCII* 基因回补回突变菌株 JHZ1007 后，查尔霉素类化合物的产生量很低，提示我们基因可能不完整。最后我们又对基因进行校正，在原基因的上游 93bp 处找到一个起始密码子，校正后的基因总长 834bp。将校正后的基因重新回补到突变菌株 JHZ1007 中，发现查尔霉素类化合物 **3** 和 **4** 恢复得很好 [图 6-4(ⅳ)]。

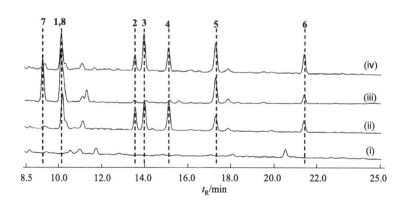

图 6-4　*almCII* 基因敲除次级代谢产物分析图

（ⅰ）培养基；（ⅱ）野生型菌株；（ⅲ）*almCII* 基因敲除菌株 JHZ1007；（ⅳ）*almCII* 基因回补菌株 JHZ1015

然而，HPLC 分析结果中新的色谱峰 **8** 与色谱峰 **1** 几乎完全重叠 [图 6-4（ⅲ）]，为了区分出这两个峰，我们从野生型菌株、突变菌株 JHZ1007 和回补菌株 JHZ1015 的总离子峰中将峰 **8**（m/z 687 [M+H]$^+$）和峰 **1**（m/z 733 [M+H]$^+$）的离子峰抽提出来（如图 6-5 所示），结果表明，只有在突变菌株中与峰 **1** 在相同的保留时间处抽提到分子量为 m/z 687 的峰（t_R：10.3min），而野生型和回补菌株中抽到的分子量为 687 的峰（t_R：11.5min）可能是查尔霉素的类似物。

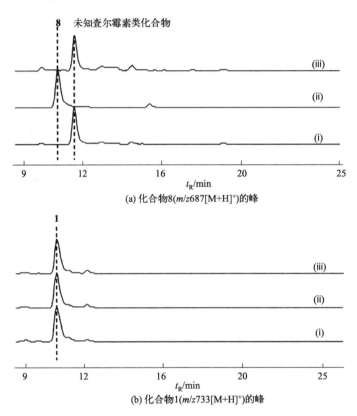

(a) 化合物8(m/z687[M+H]$^+$)的峰

(b) 化合物1(m/z733[M+H]$^+$)的峰

图 6-5　色谱峰 **8** 和峰 **1** 的 HPLC 分析结果

（ⅰ）野生型；（ⅱ）JHZ1007；（ⅲ）JHZ1015

6.1.3　almCⅡ 基因敲除菌株 JHZ1007 新产化合物 7 和 8 的分离纯化及结构鉴定

通过对基因簇中两个编码 O-甲基转移酶的基因 $almCⅡ$ 和 $almUⅠ$ 的体内基因同框敲除实验结果可以知道，负责查尔糖 3′-OH 甲基化的基因是 $almCⅡ$，其突变菌株 JHZ1007 的发酵产物中出现了两个新的峰，为了确定这两个新峰是什么以及进一步确认 $almCⅡ$ 是否是负责查尔糖 3 位甲基化的基因，我们对突变菌株 JHZ1007 进行了大量发酵以获得两个新峰的单体化合物，并将分离得到的化合物通过 HR-ESI-MS、

　十六元大环内酯查尔霉素和阿德加霉素的生物合成机制研究

1D，2D NMR 分析数据与类似化合物数据比对鉴定了它们的结构。最终鉴定的结果表明峰 **7** 和峰 **8** 分别是去甲基的二氢查尔霉素和去甲基的查尔霉素（图 6-4，化合物 **7** 和化合物 **8**）。这也进一步说明了 *almCⅡ* 确实是负责查尔糖 3 位甲基化的基因。

6.1.3.1　化合物 7 和 8 分离纯化

粗提取物的获得：将培养了 7～8 d 的突变菌株 JHZ1007 发酵菌液分装到 250mL 的离心瓶中，分批次在 4000r/min 条件下离心 5～10min，收集上清发酵液，用等体积乙酸乙酯萃取三次，合并有机层并用等体积的水反萃取两次，将乙酸乙酯层减压旋干，得到粗提取物 2.0g。

目标化合物的追踪分离与制备：将得到的 2.0g 的粗提取物经硅胶固相萃取，用约 200mL 纯的环己烷洗脱，除去粗提取物中的小极性杂质，再用约 200mL 的纯甲醇洗脱，减压旋干，得含目标化合物的粗品 800mg。粗品经中低压 ODS 柱色谱（ϕ2.6cm×13cm）分离，15%～100%（体积分数）甲醇-水梯度洗脱得到 7 个馏分（W1～W7），将每个馏分旋干后，进行 HPLC 分析，追踪分离目标化合物，发现目标化合物主要集中在 W4 馏分中。W4 馏分 98.7 mg，经半制备 HPLC（10ID×250mm COSMOSIL C_{18} 柱，30%（体积分数）乙腈-水洗脱，3mL/min）纯化获得化合物 **7** 约 27.1mg，化合物 **8** 约 11.7mg。化合物 **7** 和 **8** 的结构均经 HR-ESI-MS、1D,2D NMR 核磁数据分析并与相关的化合物比对确认。

6.1.3.2　化合物 7 和 8 的 NMR 结构鉴定

（1）新产化合物 7 的结构鉴定

7

化合物 7：为白色无定形粉末，^{1}H NMR（600MHz，$CDCl_3$）和^{13}C NMR（150MHz，$CDCl_3$）分析结果见表 6-1。HR-ESI-MS 给出准分子离子 *m/z* 711.3572 [M＋Na]$^+$（$C_{34}H_{56}O_{14}Na$，计算分子量为 711.3568），提示其分子式为 $C_{34}H_{56}O_{14}$，计算不饱和度为 **7**。^{13}C NMR 谱共给出 35 个碳信号（δ_C 172.7，22.6 为残留乙酸杂质信号），结合 DEPT135 谱，结果显示其中包括两个羰基碳信号（δ_C 212.6，165.6），两个双键碳信号（δ_C 151.3，121.1），一个 sp^3 杂化的季碳信号（δ_C 79.6），十六个 sp^3 杂化叔

碳信号 [包括两个糖端基碳信号（δ_C 103.0，100.8），十一个 sp^3 杂化连氧杂化叔碳信号（δ_C 87.0，81.9，79.6，76.7，72.7，71.2，70.7，69.9，67.9，59.3，58.0）]，五个 sp^3 杂化仲碳信号 [包括一个连氧仲碳信号（δ_C 67.2）]，八个甲基碳信号 [其中包括两个甲氧基碳信号（δ_C 61.7，59.6）]。^{1}H NMR 谱给出一对反式双键质粒信号 [δ_H 6.74（1H，dd，$J=15.5$Hz，10.6Hz）和 5.86（1H，d，$J=15.5$Hz）]，两个糖端基质粒信号 [δ_H 4.57（1H，d，$J=7.7$Hz），4.22（1H，d，$J=7.6$Hz）]，八个甲基质子信号 [δ_H 3.62（3H，s），3.56（3H，s），1.38（3H，s），1.36（3H，d，$J=6.2$Hz），1.27（3H，d，$J=6.3$Hz），1.22（3H，d，$J=6.1$Hz），1.21（3H，d，$J=6.6$Hz），0.99（3H，d，$J=6.8$Hz）]。分析 ^{1}H NMR 和 ^{13}C NMR（表 6-1），结果显示化合物 **7** 与二氢查尔霉素数据相似，除了少了甲氧基质子信号 [δ_H 3.42（3H，s）]。结合分子量的信息我们推测化合物 **7** 为二氢查尔霉素的脱甲基产物。^{1}H-^{1}H COSY 结合 HSQC 给出 C1′-C2′-C3′-C4′-C5′-C6′ 的自旋耦合体系。由 H-1′ [δ_H 4.22（1H，d，$J=7.6$Hz）] 与 C-5、C-5′ 以及 H_3-7″ [δ_H 3.56（3H，s）] 与 C-2″，H_3-8″ [δ_H 3.62（3H，s）] 与 C-3″ 的 HMBC 相关可知，化合物 **7** 为二氢查尔霉素 C-5 位查尔糖 C-3′ 位脱甲氧基的产物，该推测也得到了 2D NMR 数据的支持（表 6-1）。

表 6-1 化合物 7 在 $CDCl_3$ 中的核磁数据 [^{13}C 谱（150MHz），^{1}H 谱（600MHz）]

位置	δ_C	$\delta_H(J/Hz)$	HMBC	^{1}H-^{1}H COSY
苷元				
1	165.6，C	—		
2	121.1，CH	5.86 d(15.5)	1,4,5,17	3
3	151.3，CH	6.74 dd(15.5,10.6)	1,2,4,5,17	2,4
4	41.7，CH	2.73	2,3,5,6,17	3,5,17
5	87.0，CH	3.29	3,4,6,7,17,1′	4,6
6	34.2，CH	1.34		5,7a,7b
7	37.0，CH_2	1.90，Ha	5,6,8,9,18,19	6,7b
		1.84，Hb	5,6,8,9,18,19	6,7a
8	79.6，C	—		
9	212.6，C	—		
10	32.6，CH_2	2.71，Ha	9,11,12	10b,11a,11b
		2.17，Hb	9,11,12	10a,11a,11b
11	27.2，CH_2	2.01，Ha	10,13	10a,10b,11b,12
		1.56，Hb	9,10,12,13′	10a,10b,11a,12
12	59.3，CH	2.74	10,14	11a,11b,13
13	58.0，CH	2.83 dd(8.9,1.9)	10,11,12,14,15,20	12,14
14	48.5，CH	1.38		13,15,20

位置	δ_C	$\delta_H(J/Hz)$	HMBC	$^1H\text{-}^1H$ COSY
15	69.9,CH	5.32 dq(10.4,6.2)	1,13,14,16,20	14,16
16	18.5,CH$_3$	1.36 d(6.2)	14,15	15
17	18.3,CH$_3$	1.21 d(6.6)	3,4,5	4
18	18.8,CH$_3$	0.99 d(6.8)	5,6,7	6
19	28.1,CH$_3$	1.38 s	7,8,9	
20	67.2,CH$_2$	4.15 dd(10.1,3.5),Ha	13,14,15,1″	14,20b
		3.67 dd(10.1,3.5),Hb	14,15	20a
β-D-脱甲基查尔糖				
1′	103.0,CH	4.22 d(7.6)	3′,5′,5	2′
2′	76.7,CH	3.24	1′,3′,4′	1′,3′
3′	71.2,CH	3.65	1′,2′,4′	2′,4′a,4′b
4′	40.0,CH$_2$	1.94,Ha	3′,5′	3′
		1.40,Hb	2′,3′,5′,6′	3′,5′
5′	67.9,CH	3.53	1′,3′,6′	4′b,6′
6′	20.8,CH$_3$	1.22 d(6.1)	2′,4′,5′	5′
β-D-mycinose				
1″	100.8,CH	4.57 d(7.7)	3″,5″,20	2″
2″	81.9,CH	3.08 dd(7.7,2.8)	1″,7″	1″,3″
3″	79.6,CH	3.77 t(3.0)	1″,2″,4″,5″,8″	2″,4″
4″	72.7,CH	3.21	2″,5″,6″	3″,5″
5″	70.7,CH	3.54	1″,3″,4″,6″	4″,6″
6″	17.8,CH$_3$	1.27 d(6.3)	4″,5″	5″
7″	59.6,CH$_3$	3.56 s	2″	
8″	61.7,CH$_3$	3.62 s	3″	

注：未标注峰形的信号是因为重叠峰或者多重峰无法分辨。

（2）新产化合物 8 的结构鉴定

8

化合物 8：为白色无定形粉末，^{1}H NMR（400MHz，CDCl$_3$）和 ^{13}C NMR（400MHz，CDCl$_3$）（表 6-2）。HR-ESI-MS 给出准分子离子 m/z 709.3397 ［M＋Na］$^+$

（$C_{34}H_{54}O_{14}Na$，计算分子量为 709.3397），提示其分子式为 $C_{34}H_{54}O_{14}$，计算不饱和度为 8。^{13}C NMR 谱共给出 34 个碳信号，结合 DEPT135 谱，结果显示其中包括两个羰基碳信号（δ_C 200.1，165.3），四个双键碳信号（δ_C 151.4，120.8，124.8，146.6），一个 sp^3 杂化的季碳信号（δ_C 79.6），十六个 sp^3 杂化叔碳信号[包括两个糖端基碳信号（δ_C 103.0，100.9），十一个 sp^3 杂化连氧杂化叔碳信号（δ_C 87.5，81.9，79.6，76.9，72.7，71.2，70.7，68.8，67.9，61.8，59.7）]，五个 sp^3 杂化仲碳信号[包括一个连氧仲碳信号（δ_C 68.8）]，八个甲基碳信号[其中包括两个甲氧基碳信号（δ_C 61.8，59.7）]。^1H NMR 谱给出两对反式双键质子信号[δ_H 6.65（1H，dd，$J=15.4Hz$，10.4Hz）和 5.83（1H，d，$J=15.4Hz$），δ_H 6.57（1H，dd，$J=15.5Hz$，8.0Hz）和 6.58（1H，d，$J=15.5Hz$）]，两个糖端基质子信号[δ_H 4.57（1H，d，$J=7.8Hz$），4.20（1H，d，$J=7.3Hz$）]，八个甲基质子信号[δ_H 3.62（3H，s），3.56（3H，s），1.39（3H，s），1.35（3H，d，$J=6.2Hz$），1.27（3H，d，$J=6.2Hz$），1.22（3H，d，$J=6.3Hz$），1.19（3H，d，$J=6.8Hz$），1.01（3H，d，$J=6.9Hz$）]。分析 ^1H NMR 和 ^{13}C NMR（表 6-2），结果显示化合物 **8** 与查尔霉素的数据相似，除了少了甲氧基质子信号[δ_H 3.42（3H，s）]。结合分子量的信息我们推测化合物 **8** 为查尔霉素的脱甲基产物。^1H-^1H COSY 结合 HSQC 给出 C1′-C2′-C3′-C4′-C5′-C6′ 的自旋耦合体系。由 H-1′[δ_H 4.20（1H，d，$J=7.3Hz$）]与 C-5、C-5′以及 H_3-7″[δ_H 3.56（3H，s）]与 C-2″，H_3-8″[δ_H 3.62（3H，s）]与 C-3″的 HMBC 相关可知，化合物 **8** 为查尔霉素 C-5 位、查尔糖 C-3′位脱甲氧基的产物，该推测也得到了 2D NMR 数据的支持（表 6-2）。

表 6-2　化合物 8 在 $CDCl_3$ 中的核磁数据[^{13}C 谱（100MHz），^1H 谱（400MHz）]

位置	δ_C	$\delta_H(J/Hz)$	HMBC	^1H-^1H COSY
苷元				
1	165.3，C	—		
2	120.8，CH	5.83 d(15.4)	1,4	3
3	151.4，CH	6.65 dd(15.4,10.4)	1,5	2,4
4	41.6，CH	2.68	2,3,5,17	3,5,17
5	87.5，CH	3.22	3,4,6,7,17,1′	4,6
6	34.0，CH	1.27		5,7a,7b
7	37.0，CH_2	1.91，Ha	6,8,9,18	6,7b
		1.85，Hb	6,8,9,18	6,7a
8	78.3，C	—		
9	200.1，C	—		
10	124.8，CH	6.58 d(15.5)	9,12	11
11	146.6，CH	6.57 dd(15.5,8.0)	9,12,13,	10,12
12	58.7，CH	3.32	10,11	11,13
13	59.0，CH	3.15 dd(9.2,2.0)	11,14	12,14

位置	δ_C	$\delta_H(J/Hz)$	HMBC	$^1H\text{-}^1H$ COSY
14	49.5,CH	1.38	13,15	13,15,20
15	68.8,CH	5.34 dq(10.8,6.2)	1,13	14,16
16	18.3,CH₃	1.35 d(6.2)	14,15	15
17	18.7,CH₃	1.19 d(6.8)	3,4,5	4
18	19.1,CH₃	1.01 d(6.9)	5,6,7	6
19	27.8,CH₃	1.39 s	7,8,9	
20	66.9,CH₂	4.19 dd(10.1,3.3),Ha	13,14,15,1″	14,20b
		3.66 dd(10.1,3.3),Hb	13,14,15,1″	14,20a
β-D-脱甲基查尔糖				
1′	103.0,CH	4.20 d(7.3)	3′,5′,5	2′
2′	76.9,CH	3.24	1′,3′	1′,3′
3′	71.2,CH	3.65	1′	2′,4′a,4′b
4′	40.0,CH₂	1.94,Ha	2′,3′	3′,4′b
		1.40,Hb	3′,5′	3′,5′,4′a
5′	67.9,CH	3.52	3′	4′b,6′
6′	20.8,CH₃	1.22 d(6.3)	4′,5′	5′
β-D-mycinose				
1″	100.9,CH	4.57 d(7.8)	5″,20	2″
2″	81.9,CH	3.08 dd(7.7,2.8)	1″,7″	1″,3″
3″	79.6,CH	3.77 t(3.0)	1″,2″,4″,5″,8″	2″,4″
4″	72.7,CH	3.20	5″,6″	3″,5″
5″	70.7,CH	3.53	1″,4″,6″	4″,6″
6″	17.8,CH₃	1.27 d(6.2)	4″,5″	5″
7″	59.7,CH₃	3.56 s	2″	
8″	61.8,CH₃	3.62 s	3″	

注：未标注峰形的信号是因为重叠峰或者多重峰无法分辨。

6.2

查尔糖 3 位甲基化酶基因 *alm C II* 功能的体外研究

6.2.1 喂养实验

与糖上 *C*-或 *N*-甲基化相比较，大多数糖上 *O*-甲基化是在糖基已经转移到苷元上之后发生，而不是先作用于核苷糖。但是来自于卡齐霉素（calicheamicin）和阿维菌素（avermectin）生物合成路线中的两个糖上的 O-甲基转移酶 CalS 和 AvrH 却催化的是核苷糖。为了确定基因 *almC*Ⅱ 催化的 O-甲基化发生在糖基已经转移到苷元上之前还是之后，我们进行了喂养实验。如图 6-6 所示，路径 a 为 TDP 活化的糖先在糖基转移酶 AlmTⅠ 的作用下转移到大环骨架上，再在甲基化酶 AlmCⅡ 的作用下进行甲基化修饰。路径 b 为 TDP 活化的糖先在甲基化酶 AlmCⅡ 的作用下进行甲基化修饰，再在糖基转移酶 AlmTⅠ 的作用下转移到大环骨架上通过在之前已经敲掉 PKS 基因而其他基因没有被破坏的突变菌株 JHZ1001-2 中喂养化合物 **7**，在发酵 5～6 天后，对产物进行 HPLC 分析，结果如图 6-7（ⅳ）所示，与对照组〔（ⅰ），（ⅱ），（ⅲ）〕比较，化合物 **7** 确实转化为查尔霉素化合物 **3**。由此我们可以知道基因 *almC*Ⅱ 催化的查尔糖上的甲基化是一种后修饰的过程，发生在糖基转移到大环苷元之后，而且喂养的结果也为我们后来的酶催化实验提供了准确的底物。

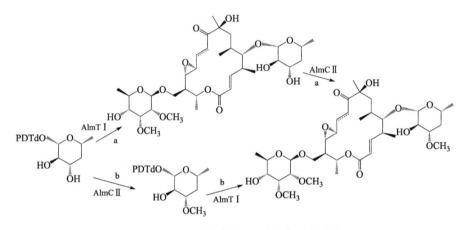

图 6-6　AlmCⅡ 催化的 O-甲基化反应路径

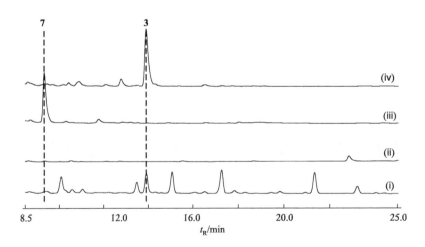

图 6-7　化合物 **7** 在 PKS 中断的突变菌株 JHZ1001-2 中的喂养结果分析图

（ⅰ）野生型菌株；（ⅱ）JHZ1001-2；（ⅲ）化合物 **7** 喂养到培养基中；

（ⅳ）化合物 **7** 喂养到 JHZ1001-2 中

　十六元大环内酯查尔霉素和阿德加霉素的生物合成机制研究

6.2.2 体外 AlmCⅡ蛋白的表达及活性测试

6.2.2.1 体外 AlmCⅡ蛋白的表达

通过基因敲除与回补实验已经确定 almCⅡ 就是负责查尔糖 3′-OH 甲基化的基因，喂养实验结果表明，将从基因 almCⅡ 的突变菌株 JHZ1007 中分离到的化合物 7 喂养到 PKS 基因中断的突变菌株 JHZ1001-2 中，可以看到，去甲基二氢查尔霉素化合物 7 可转化为对应的二氢查尔霉素化合物 3，这表明基因 almCⅡ 编码的蛋白催化的查尔糖 3 位甲基化是一种后修饰作用，为体外酶催化实验提供了准确的底物。为了进一步验证负责查尔糖 3 位甲基化的酶是由基因 almCⅡ 编码的 AlmCⅡ，我们将负责编码查尔糖 3′-OH 甲基化的基因克隆到用来表达蛋白的 pET28a 中，构建成表达质粒 pET28a-almCⅡ，然后转化入常用的蛋白表达菌 E.coli BL21（DE3）Codon Plus 中，利用 IPTG 诱导蛋白表达，通过 SDS-PAGE 检测蛋白的表达情况。蛋白小量表达的结果如图 6-8 所示，对照组中不加入蛋白诱导剂，无论在上清还是在细胞沉淀中都没有看到目标蛋白的表达，而实验组中加入了蛋白诱导剂 IPTG，实验组一加入 IPTG 的终浓度为 0.5mmol/L，实验组二加入 IPTG 的终浓度为 1mmol/L，在上清中可看到有明显的蛋白表达出来，且其大小与目标蛋白的大小很接近（AlmCⅡ蛋白大小为 30.1kDa），在沉淀中也可看到有部分蛋白表达，这表明 AlmCⅡ蛋白表达可溶性非常好。

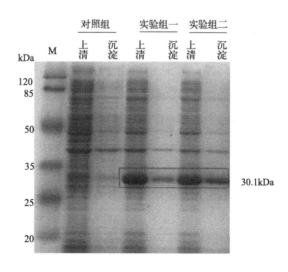

图 6-8 AlmCⅡ蛋白小量表达后在 10% 的 SDS-PAGE

胶上展开的检验结果

M：标准蛋白

蛋白小量表达结果显示，AlmCⅡ蛋白表达可溶性非常好，我们选择用 IPTG 终浓度为 0.5mmol/L 的诱导条件对蛋白进行大量表达。总共发酵了 300mL 的 AlmCⅡ蛋白表达菌，超声破碎后用 Ni-NTA 亲和柱对图 6-9 中用 300mmol/L 咪唑缓冲溶液洗脱下来的大小为 30.1kDa 的目标蛋白进行富集纯化，纯化得到的蛋白浓缩后用溶液交换的方式多次进行稀释浓缩除去蛋白溶液中的咪唑，最后将蛋白浓缩到 1mL 左右，分装到几个不同的离心管中，留一管用于蛋白活性检测，其余的用液氮迅速冷冻，放于 −80℃下保存备用。

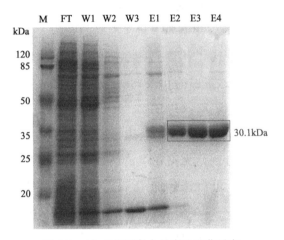

图 6-9　AlmCⅡ蛋白大量表达纯化后在
10%的 SDS-PAGE 胶上展开的检验结果
M：标准蛋白；FT：未保留流分；
W1~W3：冲洗流分；E1~E4：洗脱流分

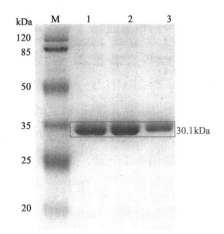

图 6-10　AlmCⅡ蛋白及其突变体 AlmCⅡ
（E102A）和 AlmCⅡ（D233A）大量表达纯化
后在 10%的 SDS-PAGE 胶上展开的检验结果
M：标准蛋白；1：AlmCⅡ（E102A）；
2：AlmCⅡ（D233A）；3：AlmCⅡ

为了检测 AlmCⅡ蛋白的活性是否是金属离子依赖的，通过与已知甲基化酶的氨基酸序列比对，我们选择了其中一个与金属离子结合的位点天冬氨酸（D233），将其突变为丙氨酸（A）。同时，我们将 AlmCⅡ氨基酸序列上与 SAM 结合的位点谷氨酸（E102）也突变为丙氨酸，作为对照组。构建了两个突变的蛋白表达质粒 pET28a-*almCⅡ*（D233A）和 pET28a-*almCⅡ*（E102A）。将其在大肠杆菌中进行蛋白表达，以同样的蛋白表达和纯化的方式将 AlmCⅡ蛋白的突变体 AlmCⅡ（D233A）和 AlmCⅡ（E102A）纯化出来，同时与纯化出来的 AlmCⅡ蛋白一同进行了 SDS-PAGE 检测（如图 6-10 所示）。

6.2.2.2　AlmCⅡ蛋白活性的测试

结合文献报道，我们用纯化出来的 AlmCⅡ蛋白设计了如下的反应体系：

反应成分	加入体积/μL	最终浓度
10mmol/L 底物	0.5	100μmol/L
32mmol/L SAM	0.5	320mmol/L
1mol/L MgCl₂	0.5	10mmol/L
1mol/L Tris-HCl pH 8.0	2.5	50mmol/L
AlmC II	2.0	2.06μmol/L
dH₂O	12.5	

对照组使用 95℃ 加热 10min 灭活的蛋白，在 30℃ 下孵育 1h，用等体积的甲醇进行蛋白淬灭，12000g 下离心 10min，取出上清，进行 HPLC 分析，如图 6-11 所示。结果表明，实验组中加入的底物 **7** 和 **8** 均可转化为各自对应的下游产物 **3** 和 **4**，95℃灭活的酶不能将底物转化为下游产物。这说明负责查尔糖 3 位甲基化的酶是基因 *almC II* 所编码的甲基化酶。

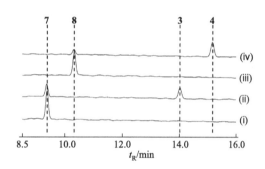

图 6-11　AlmC II 蛋白催化化合物 **7** 和化合物 **8** 的反应结果分析图

（i）灭活酶与化合物 **7** 的反应；（ii）酶与化合物 **7** 的反应；（iii）灭活酶与化合物 **8** 的反应；
（iv）酶与化合物 **8** 的反应

6.2.2.3 AlmCⅡ蛋白的最适反应离子、突变体的活性、温度、pH 的考察

通过在 Pfam 数据库中检索 AlmCⅡ蛋白序列，发现 AlmCⅡ属于 TylF 家族的甲基化酶，该家族的酶催化的反应经常需要二价金属离子的参与。为了检测 AlmCⅡ对二价金属离子的偏好性，我们考察了不同的二价金属离子对 AlmCⅡ催化活性的影响，同时将 EDTA 取代金属离子加入反应体系中作为其中一个对照组，另一个对照组不加入任何金属离子。

结果如图 6-12(a) 所示，值得注意的是，在 EDTA 的存在下，AlmCⅡ的活性被完全抑制，表明其活性的实现是需要二价金属的。进一步分析表明，AlmCⅡ在 Mg^{2+} 条件下活性最强，在 Mn^{2+} 条件下活性中等，在 Ni^{2+}、Ca^{2+} 和 Cu^{2+} 条件下几乎没有活性。

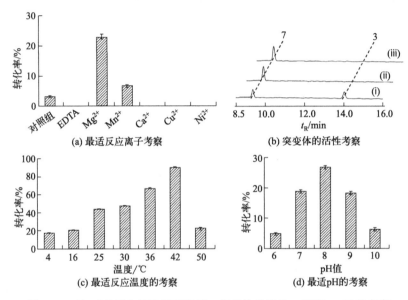

图 6-12 AlmCⅡ蛋白最适反应离子、突变体的活性、温度、pH 的考察

之前关于 NovP 的晶体学研究显示，TylF 家族使用三种保守的天冬氨酸残基与金属离子结合。AlmCⅡ与 TylF 家族中其他成员的序列比对显示，这些残基在 AlmCⅡ中也是保守的。为了检测 AlmCⅡ是否以同样的方式结合金属离子，我们通过将 AlmCⅡ的氨基酸序列与已知该家族的甲基化酶序列进行比较，选择 AlmCⅡ蛋白第 233 位上可与金属离子结合的天冬氨酸残基（D233）将其突变为丙氨酸 A。作为对照组，同时用丙氨酸取代蛋白第 102 位上可与 SAM 结合的谷氨酸残基（E102）对其进行突变。突变后的酶催化结果如图 6-12(b) 所示，两个突变体均失去了催化活性。

为了检测反应温度对 AlmCⅡ蛋白的活性影响，我们设置了一系列的温度反应条件（4℃、16℃、25℃、30℃、36℃、42℃、50℃），结果如图 6-12(c) 所示，在 42℃时 AlmCⅡ蛋白的活性最好。另外我们还考察了反应体系中 pH 对 AlmCⅡ蛋白活性

的影响，结果如图 6-12(d) 所示，在 pH 为 8 时 AlmC II 蛋白的活性达到最好。

6.3

新产化合物 7 和 8 的抗菌活性检测

查尔霉素类化合物主要具有抗革兰氏阳性菌的活性，为了检测由 AlmC II 催化的 3 位甲基对查尔霉素类化合物的抗菌活性的贡献，我们对去甲基的新化合物 7 和 8 以及它们的母体化合物 3 和 4 进行了抗菌活性检测，使用的菌株主要有金黄色葡萄球菌、大肠杆菌、白色念珠菌和黑曲霉素。

将新化合物 7 和 8 以及各自对应的查尔糖上 3 位甲基化产物 3 和 4 配制成终浓度为 50mg/L 的母液，用 DMSO 进行溶解。利用 96 孔板进行抗菌活性实验，具体操作步骤如下：向 96 孔板的第一个孔中加入 200μL 已经灭过菌的牛肉膏培养基（已经按照一定的比例加入了金黄色葡萄球菌，200μL 菌液/100mL 培养基），其余的孔各加 100μL。向第一行第一孔加入阳性药妥布霉素母液，使药物的终浓度为 128μg/mL，混合均匀后，取出 100μL 加入第一行第二个孔中混合均匀后取出 100μL 加入第三个孔中，依次倍比稀释直到最后一个孔。四个待测化合物以同样的方式进行实验。将加好药的 96 孔板放于 37℃（细菌的生长条件）和 32℃（真菌的生长条件）的生化培养箱中进行过夜培养，第二天早上来观察细菌的生长情况，第三天观察真菌的生长情况。

抗菌的实验结果与之前报道的一致，这些化合物对真菌和革兰氏阴性菌均没有活性，对革兰氏阳性菌表现出了有效的抑菌活性，而且去甲基的化合物 7 和 8 的抗金黄色葡萄球菌的活性只有化合物 3 和 4 抗菌活性的 2%～6%，这说明查尔糖 3 位的甲基基团对查尔霉素类化合物的抗菌活性非常的重要。抗菌实验的结果如表 6-3 所示。

表 6-3　查尔霉素衍生物的抗菌活性测试结果（MIC）　　　　单位：μg/mL

化合物	*Staphylococcus aureus* 209P	*Escherichia. coli* ATCC0111	*Candida. albicans* FIM709	*Aspergillus. niger* R330
7	16	>128	>128	>128
3	0.25	>128	>128	>128
8	1	>128	>128	>128
4	0.06	>128	>128	>128
抗细菌阳性药	0.06	>128	未检测	未检测
抗真菌阳性药	未检测	未检测	0.25	0.25

6.4

小　结

　　在本章中，我们介绍了一个来自 TylF 家族的氧甲基转移酶 AlmCⅡ的鉴定与功能研究，它可以催化查尔霉素 C-5 位查尔糖上 3'-O-甲基化的形成。与大多数的氧甲基转移酶一样，AlmCⅡ同样也是在糖基转移到苷元骨架上之后才发生的。值得注意的是，AlmCⅡ是首个被发现的以 4-脱氧糖为作用底物的 TylF 家族成员。

　　TylF 家族甲基转移酶的特征在于在 β2 和 α3 两侧包含 N-末端 α-螺旋盖结构域（图 6-13 中的双头箭头表示）和由 3 个保守的天冬氨酸残基组成的可与二价阳离子结合的位点（图 6-13 中黑色三角形标记），这些存在于天然产物中具有不同结构的各种糖取代的甲基化反应中。尽管糖底物结构多样化，但 TylF 家族酶表现出高的区域特异性，使其仅在吡喃糖环的 3'或 4'位羟基上进行甲基化。基于这样的事实，TylF 家族酶被分为两大亚族，即 3'-O-甲基转移酶（3'-OMT）和 4'-O-甲基转移酶（4'-OMT）。最近，Bernard 等人根据其底物结构和甲基化位点对 13 个实验表征的 TylF 家族成员的比对序列进行分组，发现两个氨基酸残基（图 6-13 中的五角形标记）Trp58（NovP 编号）和 Gln246（MycF 编号）与甲基转移的区域特异性高度相关。Gln246 在 3'-OMT 中保守，并与 4'-羟基形成氢键，然而在 4'-OMT 中 Gln246 被更小的极性氨基酸（Asp 或 Thr）取代。相比之下，Trp58 与 4'-OMT 特异性相关，形成糖 5'-甲基的疏水口袋。然而，这种相关性似乎不适合于 AlmCⅡ，因为 3'-OMT 中保守的 Gln 被 AlmCⅡ中的 Thr 替代（图 6-13）。此外，在 4'-OMT 中特异性存在的 Trp 残基不存在于同样是 4'-OMT 的 LobS1、Cpz29、LipZ 和 Mur5。这些事实表明，其他因素应有助于 TylF 家族酶的区域选择性。

　　不管是 3'-OMT 还是 4'-OMT，它们的所有糖基底物都含有 4'-羟基。在我们的研究中，我们观察到 AlmCⅡ可以使 4,6-二脱氧糖甲基化得到查尔糖，这是首次发现的 TylF 成员中可以使用不带 4'-羟基的糖作为底物的甲基转移酶。Bernard 等人已经提出，3'-OMT 优先选择位于糖苷键相对面上的 3'-和 4'-syn-羟基的糖作为底物，而 4'-OMT 优先选择位于糖苷键同一面上的 3'-anti-羟基和 4'-anti-羟基的糖作为底物。考虑到金属离子在保持 AlmCⅡ催化活性方面的重要作用，底物为缺乏 4'-羟基的脱甲基查尔糖，需要额外的羟基作为金属配体，唯一的选择只能是 2'-羟基。由于 2'羟基和 3'-羟基处于反式位置，3'-羟基和糖苷键也位于同一面上，所以 AlmCⅡ尽管属

十六元大环内酯查尔霉素和阿德加霉素的生物合成机制研究

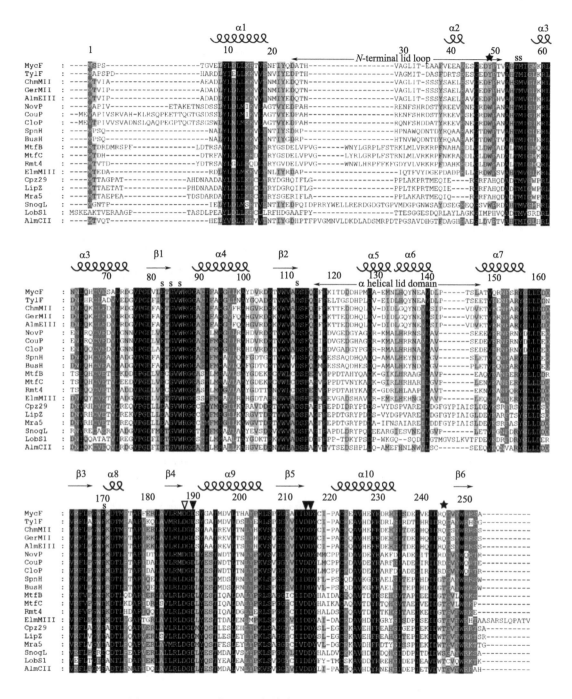

图 6-13　AlmCⅡ与TylF家族中的甲基转移酶的蛋白序列比较

黑色阴影为蛋白保守区域；二级结构显示在比对上方，其中α表示α-螺旋，β表示β链；黑色三角形
标记的为参与金属结合的残留物；单个白色三角形表示被认为在甲基转移反应期间作为一般碱基的
Asp199（MycF编号）。黑色字母"S"表示与SAH结合的氢残基。黑色五角星表示与TylF
家族成员的区域排列相关的两个残基位置 Trp 58（NovP编号）
和 Gln246（MycF编号）

于 3′-OMT，但是它的甲基化过程很可能与 4′-OMT 的甲基化过程更接近。在 3′-OMT 中保守的 Gln 被在 4′-OMT 中保守的 Thr 所代替的事实也支持我们的假设。关于 AlmCⅡ如何与去甲基的查尔霉素底物相互作用还需进一步研究。

根据以前的研究，由 AlmCⅡ催化的查尔霉素生物合成途径中查尔糖 3 位的甲基化应该发生在去甲基的查尔糖还未被糖基转移酶 AlmTⅠ转移到大环骨架上之前的核苷酸阶段（图 6-14 路线 a）。接着在 C-20 位形成羟基，6″-脱氧阿洛糖在糖基转移酶 AlmTⅡ的作用下转移到大环骨架上，最后依次在两个甲基转移酶 AlmEⅣ和 AlmEⅡ的作用下进行甲基化修饰形成查尔霉素。然而，在我们的研究中已经证明去甲基查尔糖的 3′-O-甲基化是在糖基化之后发生的，并且甚至可以在 mycinose 连接到糖苷配基后发生（如图 6-14 路线 b 所示），这表明 3′-O-甲基化可以作为最后一步发生，而且对 6″-脱氧阿洛糖连接到大环骨架上及其随后的甲基化修饰均没有影响。基于这些事实，我们修订了先前提出的查尔霉素类生物合成途径，这提高了我们对十六元大环内酯类化合物的生物合成的理解。

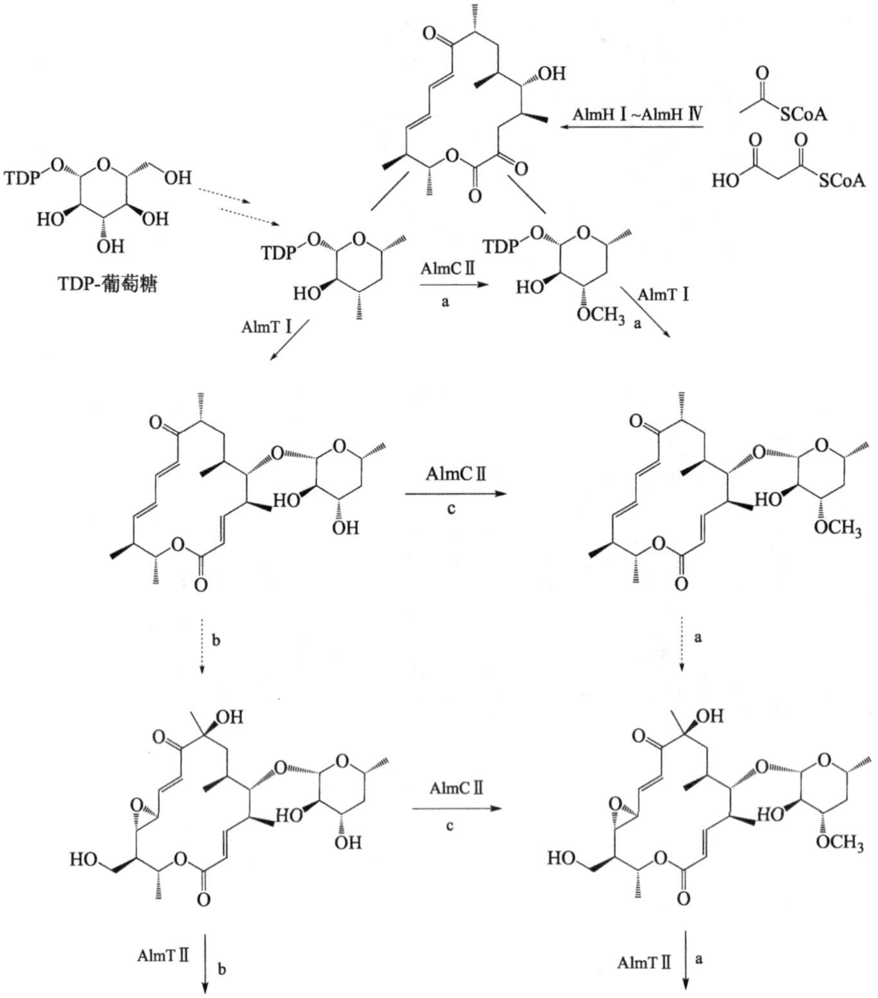

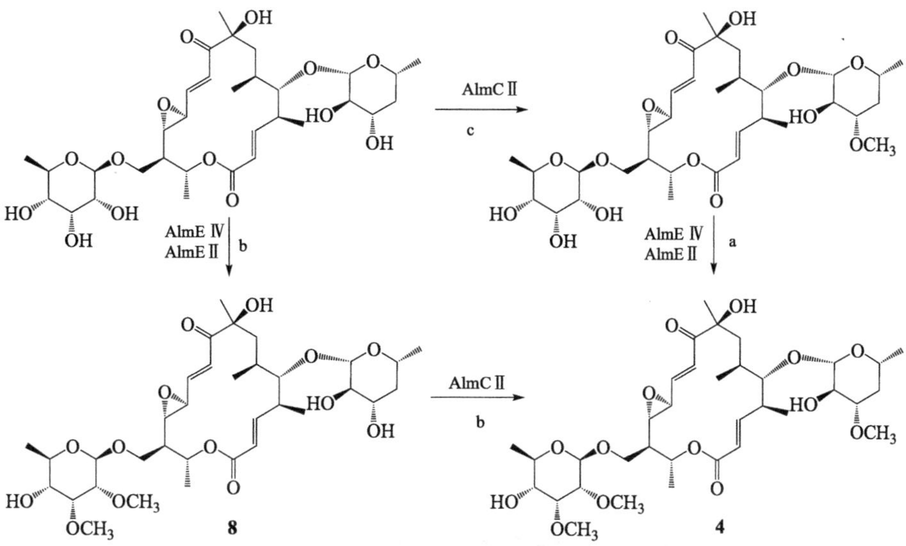

图 6-14 查尔霉素的生物合成路线图推测

7

阿德加糖碳酸酯
生物合成机制研究

7.1

阿德加糖五元碳酸酯环的形成是一种后修饰作用

大部分糖基上的基团修饰如甲基化、氨基化等是一种非常常见的后修饰作用，即这些修饰发生在糖基转移到化合物骨架上之后，但是也存在发生在活化的糖基核苷酸上的，即发生在糖基转移到化合物骨架上之前。那么阿德加糖上的五元碳酸酯环是如何发生的呢？我们提出了两种可能的路线，如图 7-1 所示。路线 a：阿德加糖先形成五元碳酸酯后连接到大环结构上；路线 b：阿德加糖先连接到大环结构上后形成五元碳酸酯。

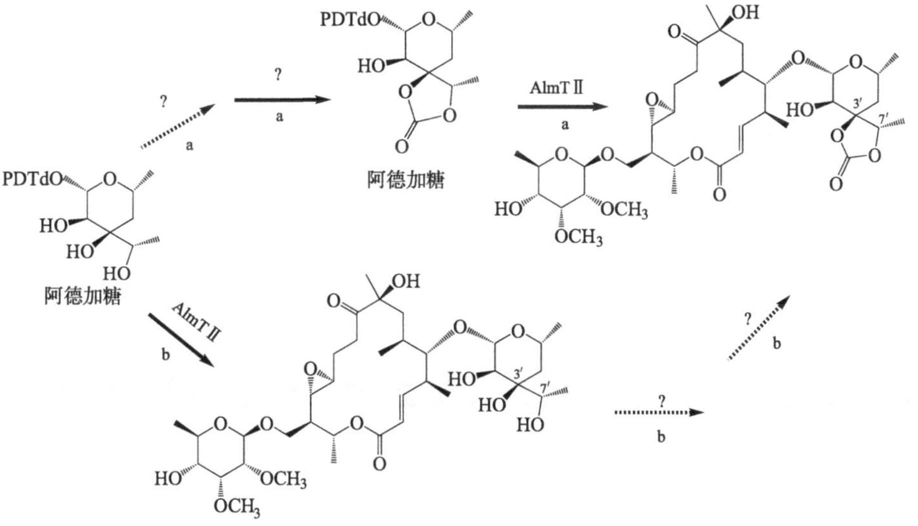

图 7-1　阿德加糖结构中五元碳酸酯环形成的顺序推测

为了验证碳酸酯环的形成是在糖基转移到大环内酯苷元上之前还是之后形成的，我们将大量制备得到的不含碳酸酯结构的阿德加霉素类化合物 **1** 作为底物喂养到之前已经构建的 PKS 基因中断的突变菌株 JHZ1001-2 中，发酵 5～6d 后对发酵产物进行 HPLC 分析，喂养的结果如图 7-2 所示，与野生型比较可以看到加入化合物 **1** 的 JHZ1001-2 中在与化合物 **5** 相同的保留时间 17.2min 左右处出现了一个新的差异峰，LC-MS 结果显示该峰 m/z 759.5 $[M+H]^+$，与化合物 **5** 的分子量相同。由此我们可以确定化合物 **1** 在 JHZ1001-2 中确实转化成了带五元碳酸酯结构的化合物 **5**。这就说明了阿德加糖结构上的五元碳酸酯环是在糖基转移到大环苷元上之后形成的，也就是说碳酸酯结构的形成是一种后修饰。

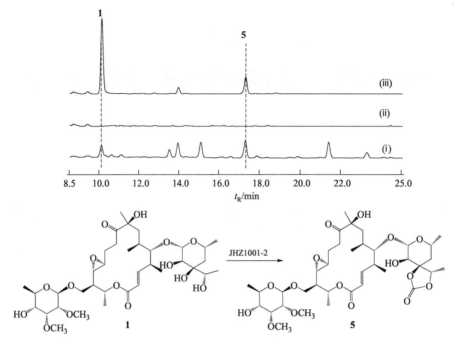

图 7-2　化合物 **1** 在 PKS 基因中断的突变菌株 JHZ1001-2 中的喂养结果分析

（ⅰ）野生型菌株；（ⅱ）JHZ1001-2；（ⅲ）化合物 **1** 喂养到 JHZ1001-2 中

7.2

喂养实验锁定与阿德加糖五元碳酸酯环形成相关的基因范围

通过将化合物 **1** 喂养到 JHZ1001-2 中可以看到化合物 **1** 确实转化为了化合物 **5**，这就为我们提供了准确的前体化合物。在对阿德加霉素生物合成基因簇进行分析研究后，我们发现了五个功能未知的基因，猜测它们可能与阿德加糖五元碳酸酯的形成相关。

我们通过在这五个基因（*almU* Ⅰ、*almU* Ⅱ、*almU* Ⅲ、*almU* Ⅳ、*almU* Ⅴ）的两端分别设计引物，以提取的 *Streptomyces* sp. HK-2006-1 基因组 DNA 为模板，通过 PCR 扩增获得了五个基因的完整序列。然后，将其进行双酶切后连入用相同的酶切处理的 pSET152-ErmE 质粒中，获得了五基因共表达质粒 pSET-（894＋895＋896＋897＋898）。

将构建成功的质粒转化入 *Streptomyces ceolicolor*，经抗性筛选出已转入质粒的菌株，然后进行发酵喂养化合物 **1**，检测是否有对应的碳酸酯化合物 **5** 产生。喂养实验的结果如图 7-3 所示，与野生型的菌株对比，发现喂养了化合物 **1** 的 *Streptomyces ceolicolor* 中在 17.2min 左右出现了一个保留时间与化合物 **5** 相同的差异峰，LC-MS 结果显示准分子离子 m/z 759.5 [M+H]$^+$，与化合物 **5** 的分子量一样，将化合物 **1**（m/z 733.4 [M+H]$^+$）和化合物 **5**（m/z 759.5 [M+H]$^+$）的分子离子峰从总离子中抽提出来，结果如图 7-4 所示。这说明在 *almU*Ⅰ、*almU*Ⅱ、*almU*Ⅲ、*almU*Ⅳ、*almU*Ⅴ 五基因的作用下，我们通过底物喂养确实得到了下游的终产物化合物 **5**，也就是说负责五元碳酸酯环结构形成的基因就在这五个基因中。

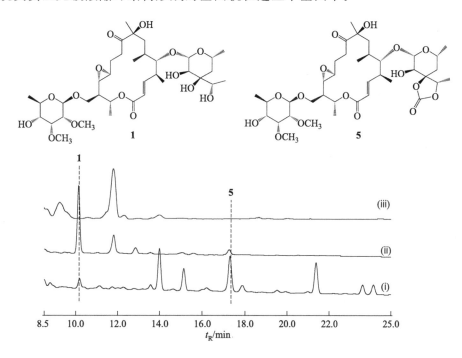

图 7-3　五基因喂养实验结果

（ⅰ）野生型菌株；（ⅱ）pSET152-五基因/ *Streptomyces ceolicolor* 中喂养了底物；

（ⅲ）pSET152-五基因/ *Streptomyces ceolicolor*

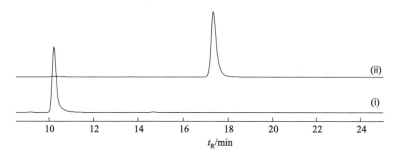

图 7-4　化合物 **1** 和化合物 **5** 的分子离子峰

（ⅰ）从 LC-MS 总离子中抽提化合物 **1**（m/z 733 [M+H]$^+$）的色谱峰；

（ⅱ）从 LC-MS 总离子中抽提化合物 **5**（m/z 759 [M+H]$^+$）的色谱峰

7.3

与五元碳酸酯环形成相关的基因的敲除验证

通过底物喂养实验，我们将与五元碳酸酯环形成相关的基因锁定在了五个基因中，为了进一步确认这些基因是否都与五元碳酸酯环的形成有关，我们通过基因同框敲除实验对其中四个基因（almUⅠ、almUⅡ、almUⅢ、almUⅣ）进行了一一验证。

7.3.1 基因 almUⅠ 的敲除验证

关于基因 almUⅠ 的敲除验证在"6.1.1　基因 almUⅠ 的敲除验证"中已有详细说明，而敲除结果表明，在敲除基因后，与野生型菌株对比，带碳酸酯结构的化合物 **5** 和 **6** 的生产不受影响，由此我们可以判断该基因与阿德加糖五元碳酸酯环的形成无关。

7.3.2 基因 almUⅡ 的敲除与回补验证

序列分析结果显示基因 almUⅡ 大小为 1026bp，与 IpoA 同源，可能是一个诱导因子。为敲除基因 almUⅡ，两对引物 almUⅡ-L-F/almUⅡ-L-R 和 almUⅡ-R-F/almUⅡ-R-R 被设计用来以 *Streptomyces* sp. HK-2006-1 基因组 DNA 为模板，通过 PCR 获得长度分别为 1500bp 和 1370bp 的 L 和 R 同源臂。使用这两条同源臂连入质粒 pKC1139 中，构建的 almUⅣ 敲除质粒 pKC895 同源臂之间缺失了 630bp 的 almUⅡ 基因序列。结合转移后获得双交换突变菌株，通过抗性筛选和 PCR 验证后（图 7-5），我们对 almUⅡ 基因敲除突变菌株进行发酵，发酵产物经 HPLC 分析。结果显示，敲除基因 almUⅡ 的突变菌株 JHZ1019 带五元碳酸酯结构的阿德加霉素类化合物 **5** 和 **6** 消失，查尔霉素类化合物 **3** 和 **4** 的生产均不受影响，除了在保留时间 10min 处的峰 **1** 大量累积外，在保留时间 11min、12min 和 16min 左右处积累了三个新的色谱峰（图 7-6）。LC-MS 给出这三个峰对应的准分子离子 m/z 731.3 $[M+H]^+$、m/z 717.3 $[M+H]^+$ 和 m/z 701.3 $[M+H]^+$，推测这三个新峰可能都是带二碳支链的阿德加霉素类化合物。最终我们分离获得了这三个化合物，通过 1D，2D NMR 测试结果与前人的数据比对，最终确定了它们的结构，如图 7-6 所示。将基因 almUⅡ 回补回突变菌株 JHZ1019 后得到回补菌株 JHZ1023，带碳酸酯结构的阿德加霉素类化合物 **5** 和 **6**

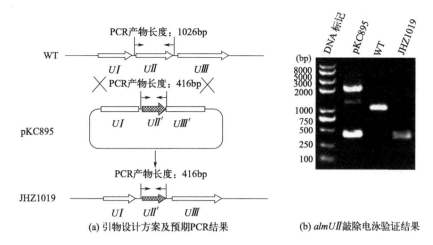

(a) 引物设计方案及预期PCR结果   (b) almUⅡ敲除电泳验证结果

图 7-5 基因 *almU*Ⅱ 敲除后 PCR 验证

野生菌 PCR 产物大小为 1026bp，pKC895 和双交换突变菌株 JHZ1019 的 PCR 产物大小为 416bp

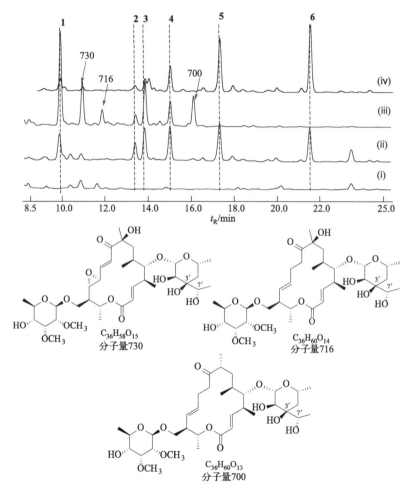

图 7-6 基因 *almU*Ⅱ 敲除次级代谢产物分析

（ⅰ）培养基；（ⅱ）野生型菌株；（ⅲ）*almU*Ⅱ 基因敲除菌株 JHZ1019；

（ⅳ）*almU*Ⅱ 基因回补菌株 JHZ1023

的生产得以恢复，突变菌株积累的新色谱峰也明显降低了很多。由此我们可以判断基因 *almUⅡ* 确实与五元碳酸酯结构的形成是有关的。

7.3.3 基因 almUⅢ 的敲除与回补验证

序列分析结果显示，基因 *almUⅢ* 大小为 2241bp，与 IpoB 同源，可能是一个诱导因子。为敲除基因 *almUⅢ*，两对引物 *almUⅢ*-L-F/*almUⅢ*-L-R 和 *almUⅢ*-R-F/*almUⅢ*-R-R 被设计用来以 *Streptomyces* sp. HK-2006-1 基因组 DNA 为模板，通过 PCR 获得长度分别为 1590bp 和 1500bp 的 L 和 R 同源臂。使用这两条同源臂连入质粒 pKC1139 中，构建的 *almUⅣ* 基因敲除质粒 pKC896 同源臂之间缺失了 1350bp 的 *almUⅢ* 基因序列。结合转移后获得双交换突变菌株，通过抗性筛选和 PCR 验证后（图 7-7），我们对 *almUⅢ* 基因敲除突变菌株 JHZ1020 进行发酵，发酵产物经 HPLC 分析。结果显示，敲除基因 *almUⅢ* 的突变菌株 JHZ1020 带五元碳酸酯结构的阿德加霉素类化合物 **5** 和 **6** 消失，查尔霉素类化合物 **3** 和 **4** 的生产均不受影响，除了在保留时间 10min 处的峰 **1** 大量累积外，在 11min、12min 和 16min 左右各出现了一个新峰（图 7-8）。LC-MS 给出这三个新峰对应的准分子离子 m/z 731.3 [M＋H]$^+$、m/z 717.3 [M＋H]$^+$ 和 m/z 701.3 [M＋H]$^+$，结果与 JHZ1019 菌株相同。将基因 *almUⅢ* 回补回突变菌株 JHZ1020 后得到回补菌株 JHZ1024，带碳酸酯结构的阿德加霉素类的化合物 **5** 和 **6** 的生产均恢复，突变菌株累积的新色谱峰也明显降低了很多。由此我们可以判断基因 *almUⅢ* 确实与五元碳酸酯结构的形成是有关的。

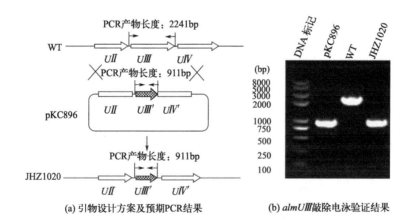

(a) 引物设计方案及预期PCR结果　　(b) *almUⅢ* 敲除电泳验证结果

图 7-7　基因 *almUⅢ* 敲除后 PCR 验证

野生菌 PCR 产物大小为 2241bp，pKC896 和双交换突变菌株
JHZ1020 的 PCR 产物大小为 911bp

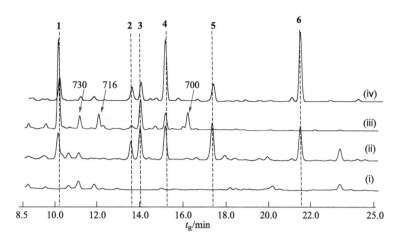

图 7-8　基因 *almU*Ⅲ 敲除次级代谢产物分析图

（ⅰ）培养基；（ⅱ）野生型菌株；（ⅲ）*almU*Ⅲ基因敲除菌株 JHZ1020；（ⅳ）*almU*Ⅲ基因回补菌株 JHZ1024

7.3.4　基因 almUⅣ的敲除与回补验证

序列分析结果显示，基因 *almU*Ⅳ 大小为 1827bp，编码了一个与 NovN 同源的 NodU/CmcH 家族的氨甲酰基转移酶。为敲除基因 *almU*Ⅳ，我们设计了两对引物 *almU*Ⅳ-L-F/*almU*Ⅳ-L-R 和 *almU*Ⅳ-R-F/*almU*Ⅳ-R-R，以 *Streptomyces* sp. HK-2006-1 基因组 DNA 为模板，通过 PCR 获得长度分别为 1500bp 的 L 同源臂和 1456bp 的 R 同源臂。将这两条同源臂连入质粒 pKC1139 中，构建的 *almU*Ⅳ 敲除质粒 pKC897 同源臂之间缺失了 1194bp 的 *almU*Ⅳ 基因序列。结合转移后获得双交换突变菌株，通过抗性筛选和 PCR 验证后（图 7-9），我们对 *almU*Ⅳ 基因敲除突变菌株进行发酵，发酵产物经 HPLC 分析。结果显示，敲除基因 *almU*Ⅳ 的突变菌株 JHZ1021 阿德加霉素类化合物消失，查尔霉素类化合物的生产均不受影响，但是在保留时间 10min 左右处色谱峰 **1** 大量累积（图 7-10）。推测化合物 **1** 可能为化合物 **5** 的前体化合物。将全长基因 *almU*Ⅳ 回补回突变菌株 JHZ1021 后得到回补菌株 JHZ1025，带碳酸酯结构的阿德加霉素类化合物 **5** 和 **6** 的生产得以恢复，突变菌株大量积累的色谱峰 **1** 明显降低。由此我们可以判断基因 *almU*Ⅳ 确实与五元碳酸酯结构的形成是有关的。

7.3.5　基因 almUⅤ的敲除与回补

基因序列分析结果显示，*almU*Ⅴ 大小为 159bp，编码一个未知功能的小肽，在其上游和下游各设计一对同源臂引物 *almU*Ⅴ-L-F/*almU*Ⅴ-L-R 和 *almU*Ⅴ-R-F/*almU*

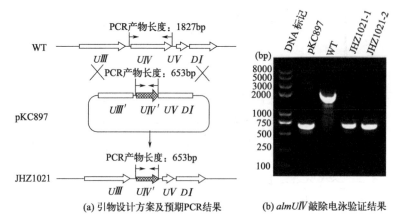

(a) 引物设计方案及预期PCR结果   (b) *almUIV* 敲除电泳验证结果

图 7-9   基因 *almUIV* 敲除后 PCR 验证

野生菌 PCR 产物大小为 1827bp，pKC897 和双交换突变菌株 JHZ1021 的 PCR 产物大小为 653bp

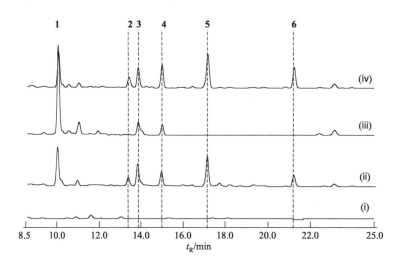

图 7-10   基因 *almUIV* 敲除次级代谢产物分析

（ⅰ）培养基；（ⅱ）野生型菌株；（ⅲ）*almUIV* 基因敲除菌株 JHZ1021；（ⅳ）*almUIV* 基因回补菌株 JHZ1025

V-R-R，以 *Streptomyces* sp. HK-2006-1 基因组 DNA 为模板，获取 *almUV* 的 L 和 R 同源臂，大小分别为 1478bp 和 1424bp，两条同源臂之间缺失 99bp 的 *almUV* 基因序列。然后将两条同源臂连入 pKC1139 质粒中构建成同框敲除质粒 pKC-*almUV*，通过结合转移的方法将该质粒转化至 *Streptomyces* sp. HK-2006-1 中，通过抗性筛选和 PCR 验证获得 *almUV* 敲除成功的突变菌株 JHZ1022（图 7-11）。对突变菌株 JHZ1022 进行发酵实验，发酵产物进行 HPLC-DAD 检测分析，结果显示发酵不再产生带碳酸酯结构的化合物 **5** 和 **6**，不含碳酸酯结构的化合物 **1** 和 **2** 仍然产生（图 7-12），但 LC-MS 分析后通过抽提化合物 **5**（*m/z* 776）和化合物 **6**（*m/z* 760）相应分子量发现仍有非常微量产物存在（图 7-12）。将基因 *almUV* 回补到 JHZ1022 中获得回补菌株 JHZ1026，对其代谢物进行 HPLC-DAD 分析，发现带碳酸酯的阿德加霉素类化

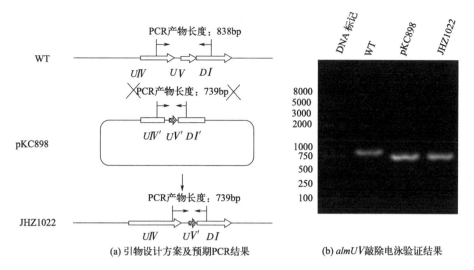

(a) 引物设计方案及预期PCR结果

(b) *almUV*敲除电泳验证结果

图 7-11　基因 *almUV* 敲除菌株 PCR 验证

野生菌 PCR 产物大小为 838bp，pKC-*almUV* 和双交换突变菌株 JHZ1022 的 PCR 产物大小为 739bp

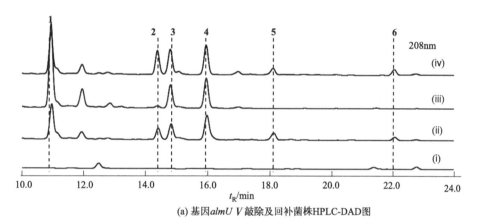

(a) 基因*almU V* 敲除及回补菌株HPLC-DAD图

（ⅰ）培养基；（ⅱ）野生菌株；（ⅲ）*almUV* 基因敲除菌株 JHZ1022；（ⅳ）*almUV* 基因回补菌株 JHZ1026

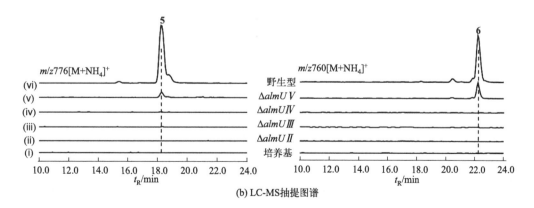

(b) LC-MS抽提图谱

（ⅰ）培养基；（ⅱ）*almUⅡ* 基因敲除菌株 JHZ1019；（ⅲ）*almUⅢ* 基因敲除菌株 JHZ1020；（ⅳ）*almUⅣ* 基因敲除菌株 JHZ1021；（ⅴ）*almUV* 基因敲除菌株 JHZ1022；（ⅵ）*Streptomyces* sp. HK-2006-1 野生菌株

图 7-12　基因 *almUV* 敲除及回补菌株代谢产物分析

合物 **5** 和化合物 **6** 的产生得以恢复。由此我们确认 *almUV* 基因与碳酸酯结构形成有关，但可能不直接参与碳酸酯结构的合成，而是与提高其他几个蛋白的活性有关。

7.4

阿德加糖五元碳酸酯环生物合成相关基因底物喂养实验

为了进一步确认 *almUII*、*almUIII*、*almUIV* 和 *almUV* 在碳酸酯结构形成中的作用，我们将采用底物喂养实验进行验证。

首先，以 *Streptomyces* sp. HK-2006-1 基因组 DNA 为模板，PCR 扩增出含有 *almUII*、*almUIII*、*almUIV*、*almUV* 的四基因片段，连接进 pSET152-ErmE* 质粒中构建成四基因共表达质粒 pSET-*almUII*+*almUIII*+*almUIV*+*almUV*，通过结合转移法将该质粒转化至 *S. coelicolor* 中构建成四基因共表达菌株 WJ1。然后将转化菌株在培养基中培养，喂养前体化合物阿德加霉素 J（化合物 **1**），转化培养 3d 后用乙酸乙酯萃取代谢产物，进行 HPLC-DAD 分析，以导入 pSET152-ErmE* 质粒的 *S. coelicolor* 菌株（WJ）为空白对照。结果显示，相比于对照菌株 WJ，WJ1 菌株可将化合物 **1** 转化为对应的碳酸酯化合物 **5**（图 7-13）。以上结果表明 *almUII*、*almUIII*、*almUIV* 和 *almUV* 共同参与五元碳酸酯环形成。

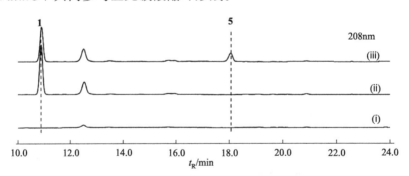

图 7-13 四基因转化菌株 WJ1 喂养化合物 **1** 代谢产物分析

（ⅰ）表达 *almUII*+*almUIII*+*almUIV*+*almUV* 的 *S. coelicolor* 菌株 WJ1；（ⅱ）*S. coelicolor* 转染 pSET152-ErmE* 质粒菌株 WJ 喂养化合物 **1**；（ⅲ）表达 *almUII*+*almUIII*+*almUIV*+*almUV* 的 *S. coelicolor* 菌株 WJ1 喂养化合物 **1**

为了进一步研究每一个基因功能，我们构建了 *almUII*、*almUIII*、*almUIV* 和 *almUV* 这四个基因的三基因随机组合 *S. coelicolor* 表达菌株，然后喂养化合物 **1** 以期获得可能的中间体产物，从而确定各基因在碳酸酯合成过程中的功能。

构建三基因重组质粒：总共四种组合方式，第一种是直接从 *Streptomyces*

十六元大环内酯查尔霉素和阿德加霉素的生物合成机制研究

sp. HK-2006-1 基因组中扩增出 *almUⅡ*＋*almUⅢ*＋*almUⅣ* 基因片段，然后克隆到 pSET152-*ErmE** 质粒中构建成三基因共表达质粒 pSET152-*almUⅡ*＋*almUⅢ*＋ *almUⅣ*；第二种是直接从 *Streptomyces* sp. HK-2006-1 基因组中扩增出 *almUⅢ*＋ *almUⅣ*＋*almUV* 片段，然后克隆到 pSET152-*ErmE** 质粒中构建成三基因共表达质 粒 pSET152-*almUⅢ*＋*almUⅣ*＋*almUV*；第三种是分别从 *Streptomyces* sp. HK- 2006-1 基因组中扩增出 *almUⅡ*＋*almUⅢ* 片段和 *almUV* 片段，通过重叠 PCR 的方法 将这两个片段融合，然后克隆到 pSET152-*ErmE** 质粒中构建成三基因共表达质粒 pSET152-*almUⅡ*＋*almUⅢ*＋*almUV*；第四种是分别从 *Streptomyces* sp. HK-2006-1 基 因组中扩增出 *almUⅡ* 和 *almUⅣ*＋*almUV* 片段，同样通过重叠 PCR 的方式将这两个 片段融合，然后克隆到 pSET152-*ErmE** 质粒中构建成三基因共表达质粒 pSET152- *almUⅡ*＋*almUⅣ*＋*almUV*。分别通过结合转移方法将重组质粒转化至 *S.coelicolor* 中，构建三基因表达菌株 WJ2（*almUⅡ*＋*almUⅢ*＋*almUⅣ*）、WJ3（*almUⅢ*＋ *almUⅣ*＋*almUV*）、WJ4（*almUⅡ*＋*almUⅢ*＋*almUV*）、WJ5（*almUⅡ*＋*almUⅣ*＋ *almUV*）。分别喂养化合物 **1**，分析各菌株对化合物 **1** 的转化情况，以导入 pSET152- *ErmE** 质粒的 *S.coelicolor* 菌株（WJ）为空白对照。转化培养 3d 后，HPLC-DAD 分析 结果显示，相比于对照菌株 WJ，WJ2～WJ5 均未出现新的转化产物（图 7-14）。但 LC- MS 分析后通过抽提，从 WJ2 菌株代谢产物中能检测到非常微量的化合物 **1** 的碳酸酯转 化产物化合物 **5**（*m/z* 776 ［M＋NH$_4$］$^+$）（图 7-15）。这与 *almUV* 基因敲除菌株 LC-MS 分析结果一致，我们推测 *almUⅡ*、*almUⅢ* 和 *almUⅣ* 负责合成碳酸酯结构，而 *almUV* 不直接参与碳酸酯结构的合成，可能与提高其他几个蛋白的活性有关。

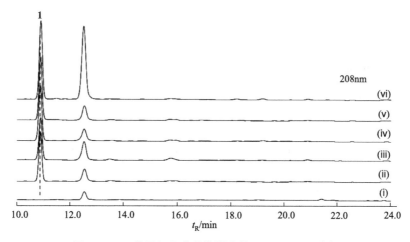

图 7-14　三基因组合菌株代谢产物 HPLC-DAD 分析

（ⅰ）培养基；（ⅱ）*S. coelicolor* 转染 pSET152-*ErmE** 质粒菌株（WJ）喂养化合物 **1**；（ⅲ）表达 *almUⅢ*＋*almUⅣ*＋ *almUV* 的 *S. coelicolor* 菌株（WJ3）喂养化合物 **1**；（ⅳ）表达 *almUⅡ*＋*almUⅢ*＋*almUV* 的 *S. coelicolor* 菌株（WJ4） 喂养化合物 **1**；（Ⅴ）表达 *almUⅡ*＋*almUⅣ*＋*almUV* 的 *S. coelicolor* 菌株（WJ5）喂养化合物 **1**；（ⅵ）表达 *almUⅡ*＋*almUⅢ*＋*almUⅣ* 的 *S. coelicolor* 菌株（WJ2）喂养化合物 **1**

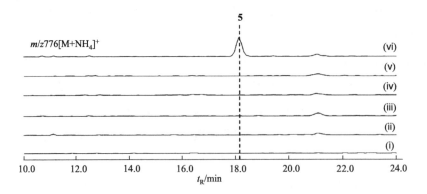

图 7-15　三基因组合菌株代谢产物 LC-MS 抽提分析

（ⅰ）培养基；（ⅱ）WJ 喂养化合物 1；（ⅲ）WJ3 喂养化合物 1；（ⅳ）WJ4 喂养化合物 1；

（ⅴ）WJ5 喂养化合物 1；（ⅵ）WJ2 喂养化合物 1

通过基因敲除和异源表达实验证实 AlmUⅡ、AmUⅢ、AlmUⅣ和 AlmUⅤ必须同时存在才能最大限度发挥碳酸酯合成活性，因此推测 AlmUⅡ、AmUⅢ、AlmUⅣ和 AlmUⅤ四个蛋白可能以蛋白复合体的形式发挥作用，为验证该推测本章拟通过免疫共沉淀实验研究 AlmUⅡ、AmUⅢ、AlmUⅣ和 AlmUⅤ是否以蛋白复合体形式存在。

7.5

S. coelicolor 系统：免疫共沉淀验证蛋白复合体

7.5.1　标签菌株构建

本研究首先选择 *S. coelicolor* 作为 AlmUⅡ、AmUⅢ、AlmUⅣ和 AlmUⅤ蛋白表达菌株。采用 c-Myc-tag、HA-tag、His-tag 和 Flag-tag 标签对以上四个蛋白分别标记，然后进行免疫共沉淀实验。

首先，构建蛋白表达菌株，设计两对带有标签的引物 c-Myc-*almU*Ⅱ-NdeⅠ-F/HA-*almU*Ⅲ-EcoRⅠ-R 与 IN-His-*almU*Ⅳ-NdeⅠ-F/IN-Flag-*almU*Ⅴ-EcoRⅠ-R，以 *Streptomyces* sp. HK-2006-1 基因组 DNA 为模板，分别扩增出两个片段 c-Myc-*almU*Ⅱ＋*almU*Ⅲ-HA 与 His-*almU*Ⅳ＋*almU*Ⅴ-Flag，然后分别克隆到 pSET152-ErmE* 质粒中，构建成质粒 pSET-c-Myc-*almU*Ⅱ＋*almU*Ⅲ-HA 与 pSET-His-*almU*Ⅳ＋*almU*Ⅴ-Flag，随后再以 pSET-His-*almU*Ⅳ＋*almU*Ⅴ-Flag 为模板，扩增出 ErmE*-His-

*almU*Ⅳ＋*almU*Ⅴ-Flag-FD 片段，并将其克隆到 pSET-c-Myc-*almU*Ⅱ＋*almU*Ⅲ-HA 质粒中，构建四基因分别标记的表达质粒 pSET-tag-*almU*Ⅱ＋*almU*Ⅲ＋*almU*Ⅳ＋*almU*Ⅴ，然后通过结合转移的方法将其导入 *S. coelicolor* 菌中，构建带有标签的四基因表达菌株 WJ6。

7.5.2 免疫共沉淀实验

为检测抗体标签是否对蛋白活性产生影响，本研究先采用底物喂养实验验证标签蛋白的活性。用导入带有标签的四基因菌株 WJ6 和空质粒菌株 WJ（对照组）喂养底物 **1**，HPLC-DAD 检测分析菌株对化合物的转化效率判断蛋白的表达活性，结果如图 7-16 所示：与对照组相比，WJ6 菌株能将化合物 **1** 转化为其对应的碳酸酯化合物 **5**，说明加入的标签对蛋白活性无影响。同时我们还采用免疫印迹法检测了各蛋白的表达情况，结果如图 7-17 所示，与对照组 WJ 相比，AlmUⅡ、AlmUⅢ 和 AlmUⅤ 在 WJ6 均被检测到；而实验组和对照组在同样的位置均有符合 AlmUⅣ 大小的条带，可能是 *anti*-His$_6$ 抗体特异性差造成，根据标签菌株活性实验，确认 AlmUⅣ 表达。

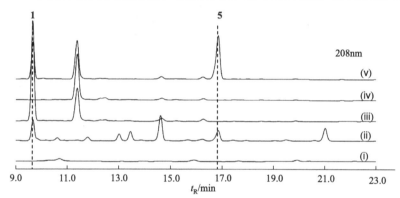

图 7-16　四基因标签菌株 WJ6 喂养化合物 **1** 代谢产物分析

（ⅰ）培养基；（ⅱ）*Streptomyces* sp. HK-2006-1 野生菌株；（ⅲ）菌株 WJ 喂养化合物 **1**；
（ⅳ）菌株 WJ6；（ⅴ）菌株 WJ6 喂养化合物 **1**。

免疫共沉淀实验：为验证 AlmUⅡ 与其他蛋白相互作用，用 *anti*-c-Myc 抗体将带 Myc 标签的 AlmUⅡ 目标蛋白沉淀，然后分别用 *anti*-HA 抗体、*anti*-His$_6$ 抗体和 *anti*-Flag 抗体通过免疫印迹法检测沉淀蛋白中的 AlmUⅢ、AlmUⅣ 和 AlmUⅤ，结果如图 7-18，图（a）显示，IP 组中，*anti*-c-Myc 抗体可将 AlmUⅡ 沉下来，随后检测其他蛋白是否与 AlmUⅡ 共同沉下，图（b）和图（c）显示并未检测到 AlmUⅢ 和 AlmUⅤ，由于 *anti*-His$_6$ 抗体特异性差造成无法检测 AlmUⅣ 条带，我们未检测 AlmUⅣ 与 AlmUⅡ 是否有相互作用。从上述结果可知，我们并未检测到 AlmUⅢ 和 Al-

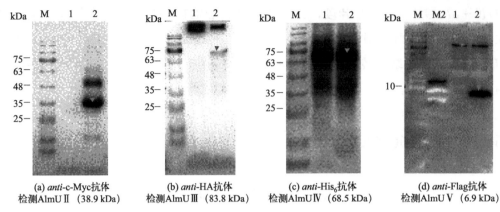

(a) *anti*-c-Myc抗体　　　(b) *anti*-HA抗体　　　(c) *anti*-His6抗体　　　(d) *anti*-Flag抗体
检测AlmU Ⅱ（38.9 kDa）　检测AlmU Ⅲ（83.8 kDa）　检测AlmU Ⅳ（68.5 kDa）　检测AlmU Ⅴ（6.9 kDa）

图 7-17　免疫印迹法检测蛋白表达

M：标准蛋白；M2：超低分子量标准蛋白；1：从含有空载体的 WJ 菌体提取总蛋白；

2：从含有带有标签四基因的 WJ6 菌体提取总蛋白；▼：目标蛋白条带

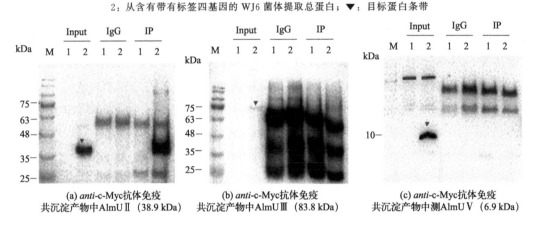

(a) *anti*-c-Myc抗体免疫　　　(b) *anti*-c-Myc抗体免疫　　　(c) *anti*-c-Myc抗体免疫
共沉淀产物中AlmU Ⅱ（38.9 kDa）　共沉淀产物中AlmU Ⅲ（83.8 kDa）　共沉淀产物中测AlmU Ⅴ（6.9 kDa）

图 7-18　免疫共沉淀检测蛋白相互作用

M：标准蛋白；1：免疫共沉淀目标为含有空载体的 WJ 菌体提取总蛋白；2：免疫共沉淀目标为从含有带有标签四基因的 WJ6 菌体提取总蛋白；Input：总蛋白；IgG：对照常规对照 IgG 抗体进行免疫共沉淀；IP：*anti*-c-Myc 抗体进行免疫共沉淀；▼：目标蛋白条带

mUⅤ 与 AlmUⅡ 的相互作用，当然这也可能是由于蛋白表达量过低，从而导致不易检测到相互作用。

7.6

pTNT/ *S. lividans*——蛋白质高表达系统

　　基因敲除与回补实验结合异源表达底物喂养实验结果显示，AlmU Ⅱ、AlmU Ⅲ、AlmU Ⅳ 和 AlmU Ⅴ 必须在一起才能发挥高效的碳酸酯合成活性，其最有可能是形成复合蛋白发挥作用，然而利用 pSET152-ErmE*/*S. coelicolor* 表达系统表达 AlmU Ⅱ、AlmUⅢ、AlmUⅣ和 AlmUⅤ进行免疫共沉淀实验未检测到蛋白相互作用，我们推测或许是因为该表达体系中蛋白表达量较低造成无法很好地检测到复合体的存在。因此我们改用东京大学阿部郁朗教授课题组提供的蛋白高表达系统 pTNT/ *S. lividans* 作为异源表达系统，再次尝试利用免疫共沉淀验证蛋白复合体是否存在。

7.6.1 蛋白电泳 SDS-PAGE 验证 pTNT/ *S. lividans* 高表达系统

为了验证 pTNT/ *S. lividans* 表达系统能否提高蛋白表达量，我们计划利用该系统表达 AlmU Ⅱ、AlmUⅢ、AlmUⅣ和 AlmUⅤ蛋白，然后通过蛋白电泳 SDS-PAGE 对四基因在 pSET152-ErmE*/ *S. coelicolor* 和 pTNT/ *S. lividans* 中的蛋白表达量进行比较。

以野生型菌株 *Streptomyces* sp. HK-2006-1 基因组为模板扩增出四基因片段，克隆到 pET28a 质粒上，随后以 pET28a-*almU*Ⅱ+*almU*Ⅲ+*almU*Ⅳ+*almU*Ⅴ为模板，扩增带有 His-tag 标签的四基因片段，再将其克隆到 pTNT 质粒中构建成高表达载体 pTNT-His-*almU*Ⅱ+*almU*Ⅲ+*almU*Ⅳ+*almU*Ⅴ，将其通过 PEG 介导的原生质体转化法导入 *S. lividans* 中，从而构建成含有 His-*almU*Ⅱ+*almU*Ⅲ+*almU*Ⅳ+*almU*Ⅴ的高表达菌株 WJ7。对导入含有 His-*almU*Ⅱ+*almU*Ⅲ+*almU*Ⅳ+*almU*Ⅴ四基因的 WJ7 菌株进行诱导表达，制备蛋白样品。取等量的蛋白上清粗提物进行 SDS-PAGE 检

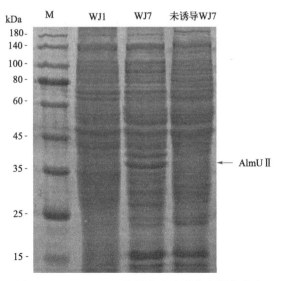

图 7-19　SDS-PAGE 检测高表达系统中蛋白表达

M：标准蛋白；WJ1：从含有带有四基因的 *S. coelicolor* 菌株 WJ1 菌体提取总蛋白；WJ7：从含有四基因的
S. lividans 菌株 WJ7 菌体提取总蛋白；未诱导 WJ7：从未诱导的含有四基因的 *S. lividans*
菌株 WJ7 菌体提取总蛋白

测，结果显示（图7-19），与基因在 pSET152-ErmE*/S. coelicolor 系统表达相比，Al-mUⅡ在 pTNT/S. lividans 系统中表达量明显增加，AlmUⅢ、AlmUⅣ和 AlmUV 蛋白在这两个系统中均无明显条带。由此证明 pTNT/S. lividans 系统可以提高蛋白的表达量。

7.6.2 体内验证四基因活性

为了进一步验证 *almUⅡ*、*almUⅢ*、*almUⅣ* 和 *almUV* 能否在 pTNT/S. lividans 系统中正确表达，采用底物喂养实验进行活性验证。

对导入含有 His-*almUⅡ* + *almUⅢ* + *almUⅣ* + *almUV* 四基因的 WJ7 菌株和含有 pTNT 的 WJ'（对照组）菌株喂养底物 **1**，转化培养 3～4d 后利用 HPLC-DAD 检测转化产物，结果如图7-20所示：与对照组相比，实验组体系中底物 **1** 显著消耗，高

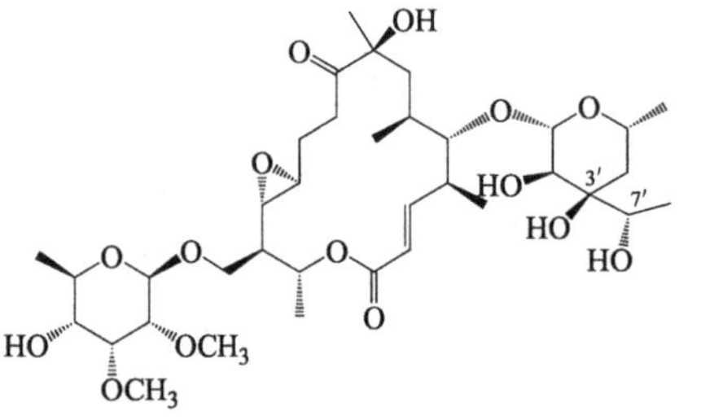

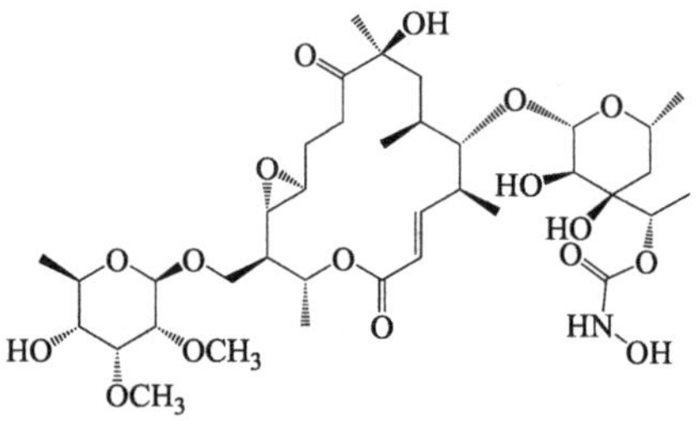

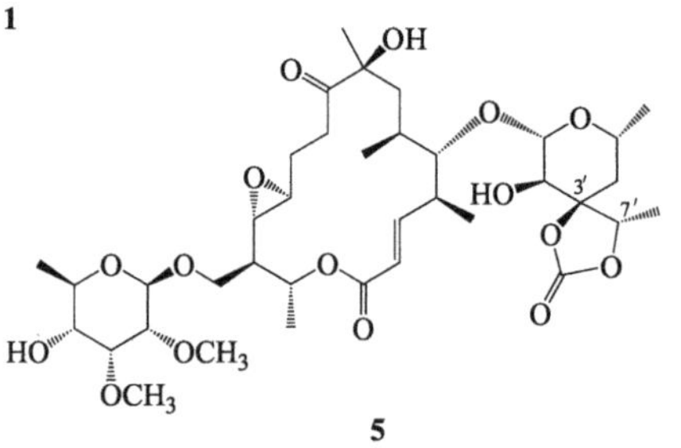

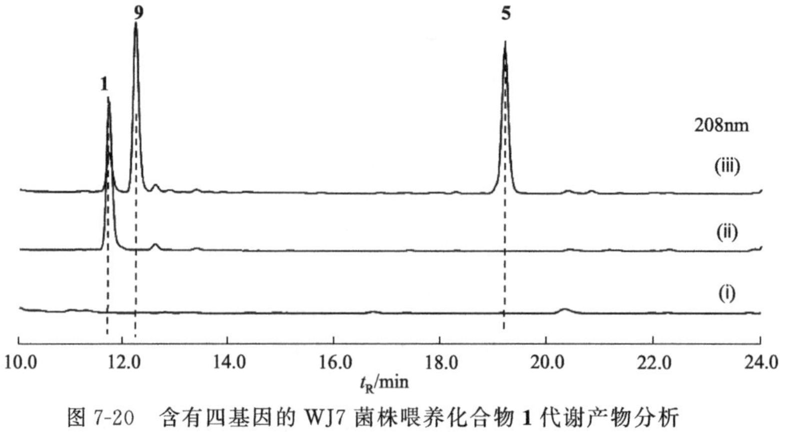

图 7-20　含有四基因的 WJ7 菌株喂养化合物 **1** 代谢产物分析

（ⅰ）表达 His-*almUⅡ* + *almUⅢ* + *almUⅣ* + *almUV* 四基因的 *S. lividans* 菌株 WJ7；（ⅱ）*S. lividans* 转染 pTNT 质粒菌株（WJ'）喂养化合物 **1**；（ⅲ）表达 His-*almUⅡ* + *almUⅢ* + *almUⅣ* + *almUV* 四基因的 *S. lividans* 菌株 WJ7 喂养化合物 **1**

效转化为对应的碳酸酯化合物 **5**，同时还检测到一个新的转化产物，猜测为碳酸酯合成中间产物；随后经过放大喂养实验，通过制备 HPLC 成功分离得到该化合物，暂命名为化合物 **9**，经 NMR 鉴定，化合物 **9** 是在化合物 **1** 的 C-7′位的羟基上连接一个羟基氨甲酰基结构的产物。

为了验证化合物 **9** 是否为碳酸酯化合物 **5** 的前体化合物，采用体外酶促反应进行验证，反应体系如下：

反应成分	浓度
5mmol/L 底物 **5**(去离子水溶解)	0.25mmol/L
100mmol/L 氨基甲酰磷酸二锂盐	10mmol/L
25mmol/L $MgCl_2$	5mmol/L
5mol/L NaCl	5mmol/L
100mmol/L ATP	5mmol/L
1mol/L Tris-HCl(pH 8.0)	50mmol/L
菌体破碎液	200μg
dH_2O	至 100μL

对照组为灭活的 WJ7 表达菌株破碎液和用等体积裂解液替换破碎液的反应液。30℃分别孵育 0.5h、1h 后，用等体积的乙酸乙酯萃取三次，吹干后，进行 HPLC 分析。结果显示（图 7-21），化合物 **9** 在反应溶液中可快速转化为化合物 **5**，酶反应组与空白对照组化合物 **9** 转化为化合物 **5** 的转化率没有显著性差异。因此推测化合物 **9** 才是 AlmUⅡ、AmUⅢ、AlmUⅣ和 AlmUⅤ作用的真实产物，化合物 **9** 转化成化合物 **5** 的过程是一个完全的自发反应过程。

7.6.3　与碳酸酯合成相关基因功能研究

使用 pTNT/*S.lividans* 蛋白高表达体系提高 AlmUⅡ、AlmUⅢ、AlmUⅣ和 AlmUⅤ的表达量后我们通过喂养化合物 **1** 获得了一个新的中间产物化合物 **9**，因此我们希望通过在 pTNT/*S.lividans* 蛋白高表达体系中单独表达各基因然后喂养化合物 **1** 获得更多中间体，从而确定各基因的具体功能。

为此我们构建了单基因表达 pTNT/*S.lividans* 菌株：首先以野生型菌株 *Streptomyces* sp. HK-2006-1 基因组为模板分别扩增出四个基因片段 *almU*Ⅱ、*almU*Ⅲ、*almU*Ⅳ和 *almU*Ⅴ，为了后续可能需要纯化蛋白，我们先将片段分别克隆到 pET28a 质粒上，随后分别以该重组质粒为模板，扩增带有 His 标签的单基因片段，再将其分别克隆到 pTNT 质粒中构建成高表达载体，然后导入 *S.lividans* 菌株中，从而构建成含有 His-*almU*Ⅱ的 WJ8 菌株、含有 His-*almU*Ⅲ的 WJ9 菌株、含有 His-*almU*Ⅳ

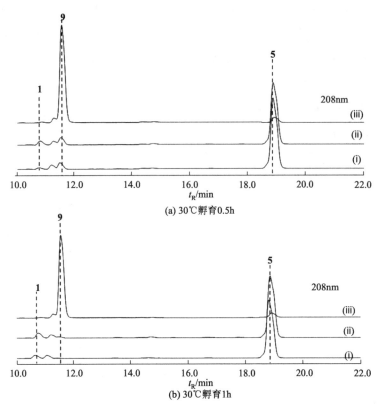

图 7-21 化合物 **9** 体外酶促反应分析

（ⅰ）化合物 **9** 与灭活的 WJ7 破碎液；（ⅱ）化合物 **9** 与 WJ7 破碎液；

（ⅲ）化合物 **9** 标准品

的 WJ10 菌株、含有 His-*almUV* 的 WJ11 菌株，对四株单基因高表达菌株和含有 pT-NT 的 WJ′（对照组）菌株进行底物 **1** 喂养。HPLC 分析结果如图 7-22 所示：与对照 WJ′菌株相比，所有导入单基因的菌株均未检测到任何转化产物。通过蛋白电泳 SDS-PAGE（图 7-23）和免疫印迹法（图 7-24）检测蛋白表达情况，结果表明四个基因均成功表达，基于以上结果，我们确认了 *almUⅡ*、*almUⅢ*、*almUⅣ* 及 *almUⅤ* 均在 pTNT/*S. lividans* 高表达系统中可以正常表达，单基因菌株底物喂养实验均未获得任何转化产物，进一步提示了这四个蛋白很可能以复合体形式发挥作用。

7.6.4 蛋白纯化及酶催化实验

由于单基因菌株底物喂养无新产物产生，而四基因同时表达菌株可以将化合物 **1** 高效转化为对应的碳酸酯化合物 **3**，进一步提示了四基因表达形成蛋白复合体。本实验构建了仅在 AlmUⅡ C 端携带 His 标签的四基因表达菌株 WJ7，我们计划通过镍离子亲和色谱纯化 AlmUⅡ，然后 SDS-PAGE 检测纯化出来的 AlmUⅡ 蛋白中是否

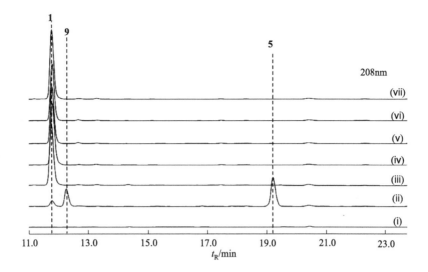

图 7-22　含有单基因的 WJ8、WJ9、WJ10、WJ11 菌株喂养化合物 **1** 代谢产物分析

（ⅰ）培养基；（ⅱ）表达 His-*almU*Ⅱ＋*almU*Ⅲ＋*almU*Ⅳ＋*almU*Ⅴ 的 *S. lividans* 菌株

WJ7 喂养化合物 **1**；（ⅲ）*S. lividans* 转染 pTNT 质粒菌株 WJ′喂养化合物 **1**；（ⅳ）表达 His-*almU*Ⅱ 的 *S. lividans*

菌株 WJ8 喂养化合物 **1**；（ⅴ）表达 His-*almU*Ⅲ 的 *S. lividans* 菌株 WJ9 喂养化合物 **1**；（ⅵ）表达 His-*almU*Ⅳ

的 *S. lividans* 菌株 WJ10 喂养化合物 **1**；（ⅶ）表达 His-*almU*Ⅴ 的 *S. lividans* 菌株 WJ11 喂养化合物 **1**

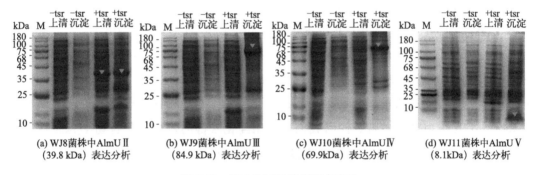

(a) WJ8菌株中AlmUⅡ　　(b) WJ9菌株中AlmUⅢ　　(c) WJ10菌株中AlmUⅣ　　(d) WJ11菌株中AlmUⅤ
　(39.8 kDa) 表达分析　　　(84.9 kDa) 表达分析　　　(69.9kDa) 表达分析　　　(8.1kDa) 表达分析

图 7-23　SDS-PAGE 检测蛋白表达

M：标准蛋白；▼：目标蛋白条带

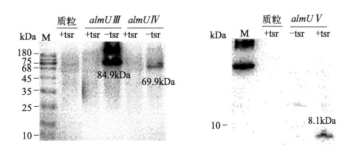

图 7-24　免疫印迹法检测含有单基因 WJ9、WJ10、WJ11 菌株的蛋白可溶性表达

M：标准蛋白；▼：目标蛋白条带

存在其他三个蛋白来验证蛋白复合体是否存在。具体实验设计如图 7-25 所示。

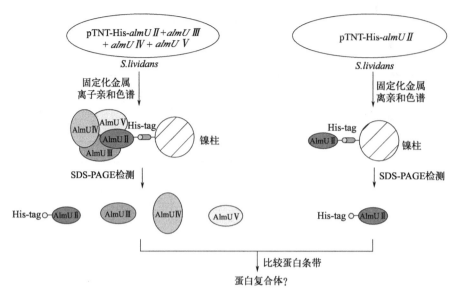

图 7-25　纯化四基因蛋白验证蛋白复合体思路

我们对 WJ7 菌株进行蛋白大量表达及制备。利用 Ni-NTA 亲和柱纯化蛋白。由于 His 标签连接在 *almU*Ⅱ上，我们又对仅表达 His 标记的 *almU*Ⅱ基因的 WJ8 菌株大量表达纯化，制得的样品作为对照组与 WJ7 菌株纯化的 AlmUⅡ进行比较。为了检测从 WJ7 菌株纯化的 AlmUⅡ是否含有 AlmUⅢ和 AlmUⅣ（AlmUⅤ分子量低于 10kDa，无法通过 SDS-PAGE 检测），以 *almU*Ⅲ单独表达提取的蛋白和 *almU*Ⅳ单独表达提取的蛋白作对照，SDS-PAGE 检测结果显示［图 7-26（a）］，与对照组相比，四基因共表达纯化后蛋白样品与单独表达纯化的 AlmUⅡ相比，未观察到明显 AlmUⅢ和 AlmUⅣ蛋白特征条带。同时我们还利用纯化获得的蛋白以化合物 **1** 为底物进行体外酶促反应实验，LC-MS 分析后通过抽提，发现 WJ7 菌株纯化的 AlmUⅡ蛋白能够催化化合物 **1** 产生微量的碳酸酯化合物 **5**（m/z 781）［图 7-26（b）］，这提示我们通过从 WJ7 菌中纯化 AlmUⅡ获得了少量具有碳酸酯合成活性的蛋白复合体，但由于复合体的量非常少而无法被 SDS-PAGE 检测方法所检测到。因此蛋白复合体是否存在仍需要进一步实验来证实。具体酶促反应体系如下表所示：

反应成分	浓度
5mmol/L 底物 **1**	0.25mmol/L
100mmol/L 氨基甲酰磷酸二锂盐	10mmol/L
25mmol/L MgCl$_2$	5mmol/L
5mol/L NaCl	5mmol/L
100mmol/L ATP	5mmol/L
1mmol/L Tris-HCl(pH 8.0)	50mmol/L
酶	40μg
dH$_2$O	至 100μL

对照组为单独表达纯化的 AlmUⅡ，在 30℃、220r/min 条件下反应 20 h 后，经过乙酸乙酯萃取处理，用于 LC-MS 分析。

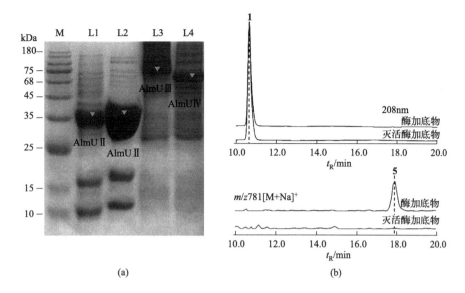

图 7-26　(a) 蛋白分离纯化后 SDS-PAGE 分析和 (b) 纯化后蛋白酶催化 LC-MS 分析

M：标准蛋白；L1：从 WJ7 菌中纯化 AlmUⅡ样品；L2：从 WJ8 菌中纯化 AlmUⅡ样品；

L3：WJ9（含有 almUⅢ）表达菌株破碎离心获得的沉淀用等体积 PBS 悬浮的样品；

L4：WJ10（含有 almUⅣ）表达菌株破碎离心获得的沉淀用等体积 PBS 悬浮的样品

7.6.5　免疫共沉淀法验证蛋白复合体

对含有 almUⅡ、almUⅢ、almUⅣ 及 almUⅤ 四基因表达菌株 WJ7 纯化，发现 His-tag 标记的 AlmUⅡ蛋白具有微弱的催化化合物 **1** 合成对应的碳酸酯化合物 **5** 的活性，但由于纯化 AlmUⅡ蛋白获得的蛋白复合体量过少未能达到 SDS-PAGE 检测限而无法直接证明蛋白复合体的存在。因此我们选择继续使用免疫共沉淀的方法来证明蛋白复合体的存在。

7.6.5.1　标签菌株构建

首先，构建蛋白表达菌株，设计带有标签的引物 In-His-*almU*Ⅱ-Nde Ⅰ-F/Inc-Myc-*almU*Ⅲ-hindⅢ-R 与 In-Flag-*almU*Ⅳ-Nde Ⅰ-F/In-HA-*almU*Ⅴ-HindⅢ-R，以 *Streptomyces* sp. HK-2006-1 基因组 DNA 为模板，扩增出两个片段 His-*almU*Ⅱ+*almU*Ⅲ-c-Myc/Flag-*almU*Ⅳ+*almU*Ⅴ-HA，分别克隆到 pTNT 质粒中。随后，以 pTNT-Flag-*almU*Ⅳ+*almU*Ⅴ-HA 为模板，扩增整个表达框 promoter-Flag-*almU*Ⅳ+*almU*Ⅴ-HA-terminator 并克隆到 pTNT-His-*almU*Ⅱ+*almU*Ⅲ-c-Myc 质粒上，构建

四基因分别标记的共表达质粒 pTNT-tag-*almU*Ⅱ＋*almU*Ⅲ＋*almU*Ⅳ＋*almU*Ⅴ，通过 PEG 介导的原生质体转化法导入 *S. lividans* 菌中，构建成带有标签的四基因菌株 WJ12。

为避免抗体标签对蛋白活性产生影响，本研究先采用底物喂养实验验证标签蛋白的活性。对导入带有标签的四基因菌株 WJ12 和含有 pTNT 的 WJ′菌株（对照组）进行底物 **1** 喂养实验。转化产物经 HPLC 分析，结果如图 7-27 所示：与对照组相比，WJ12 菌株能将化合物 **1** 转化为中间体 **5** 和碳酸酯产物 **3**，说明加入的标签对蛋白活性无影响。同时我们还采用免疫共沉淀检测了各蛋白的表达情况，检测结果如图 7-28 所示，与对照组（WJ′）相比，AlmUⅡ、AmUⅢ、AlmUⅣ、AlmUⅤ在 WJ12 均被检测到明显表达。

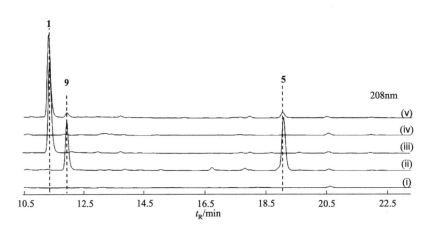

图 7-27　四基因标签菌株 WJ12 代谢产物分析

（ⅰ）培养基；（ⅱ）WJ7 喂养化合物 1；（ⅲ）WJ′菌株喂养化合物 1；（ⅳ）WJ12 菌株；

（ⅴ）WJ12 菌株喂养化合物 1；

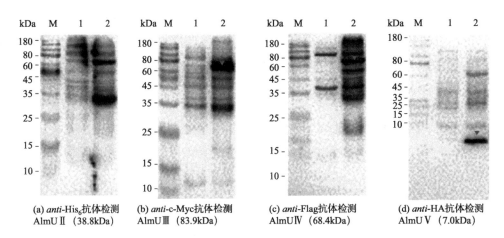

(a) *anti*-His₆抗体检测　　(b) *anti*-c-Myc抗体检测　　(c) *anti*-Flag抗体检测　　(d) *anti*-HA抗体检测
AlmUⅡ　(38.8kDa)　　　AlmUⅢ　(83.9kDa)　　　AlmUⅣ　(68.4kDa)　　　AlmUⅤ　(7.0kDa)

图 7-28　免疫印迹法检测蛋白表达

M：标准蛋白；1：从含有空载体的 WJ′菌体提取总蛋白；2：从含有带有标签四基因的 WJ12 菌体

提取总蛋白；▼：目标蛋白条带

7.6.5.2 免疫共沉淀实验

免疫共沉淀实验:首先使用 *anti*-Flag 抗体将 AlmUⅣ沉淀,以 *anti*-His₆ 抗体、*anti*-c-Myc 抗体、*anti*-Flag 抗体和 *anti*-HA 抗体通过免疫共沉淀检测沉淀下来的蛋白中是否有 AlmUⅡ、AlmUⅢ、AlmUⅣ和 AlmUⅤ蛋白,结果如图 7-29 所示,图(a)显示,IP 组中,*anti*-Flag 抗体可将 AlmUⅣ沉下来,随后检测其他蛋白是否与 AlmUⅣ共同沉下,图(b)～图(d)显示,*anti*-Flag 抗体免疫共沉淀的复合物中能够检测到 AlmUⅡ、AlmUⅢ、AlmUⅤ,说明三个蛋白均与 AlmUⅣ存在相互作用。由此确定 AlmUⅡ、AlmUⅢ、AlmUⅣ和 AlmUⅤ确实以复合体的形式存在。(箭头表示目标蛋白条带)

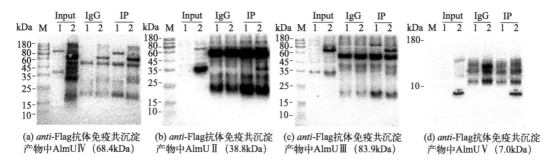

(a) *anti*-Flag抗体免疫共沉淀产物中AlmUⅣ (68.4kDa)　(b) *anti*-Flag抗体免疫共沉淀产物中AlmUⅡ (38.8kDa)　(c) *anti*-Flag抗体免疫共沉淀产物中AlmUⅢ (83.9kDa)　(d) *anti*-Flag抗体免疫共沉淀产物中AlmUⅤ (7.0kDa)

图 7-29　免疫共沉淀检测蛋白相互作用

M:标准蛋白;1:免疫共沉淀目标为含有空载体的 WJ′菌体提取总蛋白;2:免疫共沉淀目标为从含有带有标签四基因的 WJ12 菌体提取总蛋白;Input:总蛋白;IgG:对照常规对照 IgG 抗体进行免疫共沉淀;IP:*anti*-Flag抗体进行免疫共沉淀;▼:目标蛋白条带

通过免疫共沉淀实验证实 AlmUⅡ、AlmUⅢ、AlmUⅣ和 AlmUⅤ是以蛋白复合体的形式发挥作用。为了检测复合体是在基因表达过程中形成还是通过每个基因分别表达后形成,我们分别采用四基因共表达菌株 WJ12 破碎液和以等比例混合的带有 His 标签的单基因表达菌株(WJ8、W9、WJ10、WJ11)破碎液进行体外酶促反应,酶催化体系如下:

反应成分	浓度
5mmol/L 底物 **1**	0.25mmol/L
100mmol/L 氨基甲酰磷酸二锂盐	10mmol/L
25mmol/L MgCl₂	5mmol/L
5mol/L NaCl	5mmol/L
100mmol/L ATP	5mmol/L
1mol/L Tris-HCl(pH 8.0)	50mmol/L
破碎液	实验组(180μg)
	对照组(180μg,360μg,720μg)
dH₂O	至 250μL

在 30℃、220r/min 条件下，反应 20 h 后，用乙酸乙酯萃取反应产物，用于 LC-MS 分析，结果如图 7-30 所示，含有四基因标签的 WJ12 菌株破碎液可以催化化合物 **1** 形成相应的碳酸酯化合物 **5**（m/z 781），而在对照组的浓度为实验组的 1 倍、2 倍、4 倍这三种浓度下均未检测到化合物 **5** 产生，由此我们推测 AlmUⅡ、AlmUⅢ、AlmUⅣ和 AlmUⅤ在体内表达过程中形成复合体。

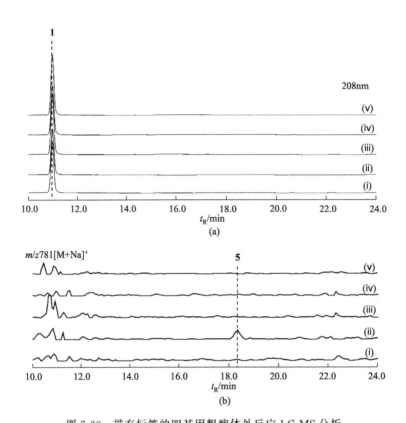

图 7-30　带有标签的四基因粗酶体外反应 LC-MS 分析

（ⅰ）灭活的菌株 WJ12 破碎液加化合物 **1**（阴性对照）；（ⅱ）WJ12 破碎液加化合物 **1**；（ⅲ）菌株 WJ8～WJ11 菌株破碎液 4 倍混合液加化合物 **1**；（ⅳ）菌株 WJ8～WJ11 菌株破碎液 2 倍混合液加化合物 **1**；（ⅴ）菌株 WJ8～WJ11 菌株破碎液 1 倍混合液加化合物 **1**

7.6.6　免疫共沉淀检测 AlmUⅡ、AlmUⅢ、AlmUⅣ相互作用

在前面研究中，*almUⅤ* 敲除菌株以及表达 *almUⅡ*、*almUⅢ* 和 *almUⅣ* 的异源表达菌株均具有微弱的碳酸酯化合物合成活性。结合这两个实验结果，我们推测在 AlmUⅡ、AlmUⅢ、AlmUⅣ和 AlmUⅤ复合体中，AlmUⅡ、AlmUⅢ 和 AlmUⅣ负责合成碳酸酯，而 AlmUⅤ可能与蛋白表达和复合体的稳定相关。为确认缺失 AlmUⅤ时 AlmUⅡ、AlmUⅢ 和 AlmUⅣ间是否存在相互作用，我们利用 *almUⅡ*、

十六元大环内酯查尔霉素和阿德加霉素的生物合成机制研究

*almU*Ⅲ 和 *almU*Ⅳ三基因表达菌株蛋白进行免疫共沉淀实验。

7.6.6.1 标签菌株构建

首先，构建三基因蛋白表达菌株，设计引物 In-Flag-*almU*Ⅳ-Nde I-F/In-Flag-*al-mU*Ⅳ-HindⅢ-R，直接从 pTNT-Flag-*almU*Ⅳ＋*almU*Ⅴ-HA 质粒上扩增出片段 pro-moter-Flag-*almU*Ⅳ，并克隆到 pTNT-His-*almU*Ⅱ＋*almU*Ⅲ-c-Myc 质粒上，构建重组质粒 pTNT-tag-*almU*Ⅱ＋*almU*Ⅲ＋*almU*Ⅳ，并转化至 *S. lividans* 菌中，构建成三基因分别标记的共表达菌株 WJ13。

为了确认加了标签后蛋白是否正常表达，本研究先通过底物喂养实验确认标签蛋白活性。对导入带有标签的三基因菌株 WJ13 和含有 pTNT 的 WJ′菌株（对照组）进行底物 **1** 喂养实验，方法与四基因共表达菌株喂养一致。对喂养菌株代谢产物进行 LC-MS 分析，结果显示（图 7-31），与对照组相比，在三基因标签菌株 WJ13 能够检测到微量的碳酸酯化合物 **5** 产生（m/z 781）。同时进行免疫印迹法检测这三个蛋白表达水平，结果显示如图 7-32 所示，与对照组（WJ′）相比，AlmUⅡ、AlmUⅢ 和 AlmUⅣ 均成功表达，并且与四基因菌株相比，表达量差异不是很大。

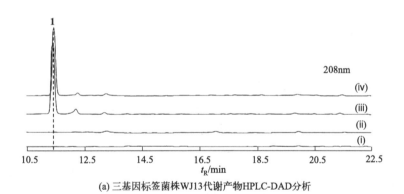

(a) 三基因标签菌株 WJ13 代谢产物 HPLC-DAD 分析

（ⅰ）培养基；（ⅱ）菌株 WJ13；（ⅲ）携带空白 pTNT 质粒的 *S. lividans* 转化菌株 WJ′喂养化合物 **1**；

（ⅳ）菌株 WJ13 喂养化合物 **1**

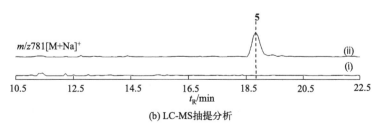

(b) LC-MS 抽提分析

（ⅰ）携带空白 pTNT 质粒的 *S. lividans* 转化菌株 WJ′喂养化合物 **1**；（ⅱ）菌株 WJ13 喂养化合物 **1**

图 7-31　三基因标签菌株代谢产物分析

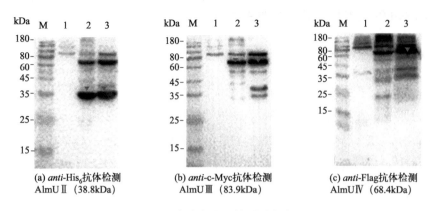

(a) *anti*-His₆抗体检测
AlmUⅡ（38.8kDa）

(b) *anti*-c-Myc抗体检测
AlmUⅢ（83.9kDa）

(c) *anti*-Flag抗体检测
AlmUⅣ（68.4kDa）

图 7-32　免疫印迹法检测蛋白表达

M：标准蛋白；1：从含有空载体的 WJ'菌体提取总蛋白；2：从含有带有标签三基因的 WJ13 菌体提取总蛋白；
3：从含有带有标签四基因的 WJ12 菌体提取总蛋白；▼：目标蛋白条带

7.6.6.2　免疫共沉淀实验

进行免疫共沉淀实验，使用 *anti*-Flag 抗体将 Flag-tag 标记的 AlmUⅣ沉淀，以 *anti*-His₆ 抗体、*anti*-c-Myc 抗体和 *anti*-Flag 抗体通过免疫印迹法分别检测沉淀出的蛋白中是否存在 AlmUⅡ、AlmUⅢ和 AlmUⅣ。结果如图 7-33（a）所示，表明三基因标签菌株和四基因标签菌株表达的 AlmUⅣ均能被 *anti*-Flag 抗体成功沉淀，相对于四基因标签菌株，三基因标签菌株表达的 AlmUⅣ仅有少量被抗体沉下；并且在三基因表达菌株的 AlmUⅣ沉淀物用 *anti*-His₆ 抗体和 *anti*-c-Myc 抗体并不能像四基因表达菌株蛋白一样检测到 AlmUⅡ和 AlmUⅢ。推测可能是由于缺失 AlmUⅤ后 AlmUⅣ蛋白空间结构发生变化，无法将标签氨基酸序列暴露出来，从而无法很好地与抗体蛋白反应而沉淀，也无法与 AlmUⅡ和 AlmUⅢ形成稳定复合体，所以免疫共沉

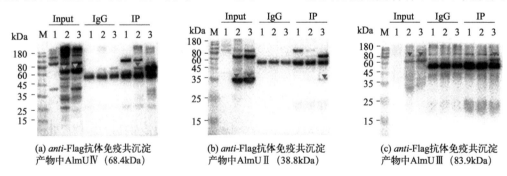

(a) *anti*-Flag抗体免疫共沉淀
产物中AlmUⅣ（68.4kDa）

(b) *anti*-Flag抗体免疫共沉淀
产物中AlmUⅡ（38.8kDa）

(c) *anti*-Flag抗体免疫共沉淀
产物中AlmUⅢ（83.9kDa）

图 7-33　免疫共沉淀检测蛋白相互作用

M：标准蛋白；1：免疫共沉淀目标为含有空载体的 WJ'菌体提取总蛋白；2：免疫共沉淀目标为从
含有带有标签三基因的 WJ13 菌体提取总蛋白；3：免疫共沉淀目标为从含有带有标签四基因的
WJ12 菌体提取总蛋白；Input：总蛋白；IgG：对照常规对照 IgG 抗体进行免疫共沉淀；
IP：*anti*-Flag 抗体进行免疫共沉淀；▼：目标蛋白条带

淀实验无法检测到 AlmUⅡ、AlmUⅢ和 AlmUⅣ之间的相互作用。

7.7

化合物 9 的分离及结构鉴定

发酵大约 1.2L 的导入四基因的 *S. lividan* 菌株，使用等体积的乙酸乙酯萃取三次，合并乙酸乙酯萃取液，减压旋干，得到粗提物约 856mg，通过硅胶柱（ϕ2.4cm×18cm）分离，用石油醚和丙酮（3∶1，2∶1，1∶1，体积比）作为流动相共分离获得 7 个子馏分，其中子馏分 4（44.9mg）经过 HPLC 制备（28％乙腈-水）分离得到化合物 **9**（t_R：27.8min，1.5mg），结构解析如下：

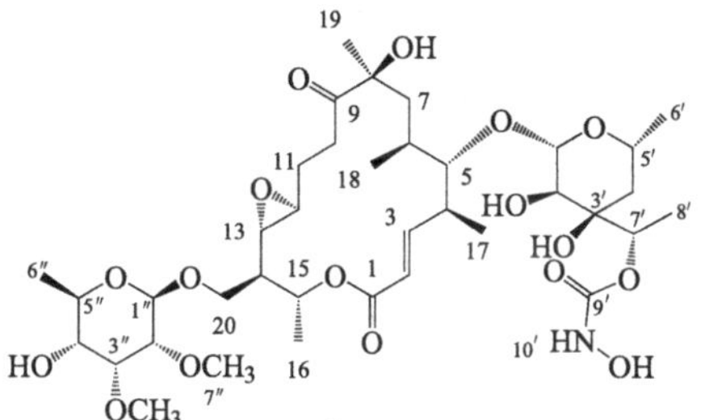

9

白色无定形粉末，ESIMS 阳离子模式给出准分子离子峰 m/z 792［M＋H］$^+$；HR-ESI-MS 给出的准分子离子峰 m/z 792.4037［M＋H］$^+$（$C_{37}H_{62}NO_{17}$，计算分子量为 792.4018），提示分子式为 $C_{37}H_{61}NO_{17}$，计算不饱和度为 7。^{13}C NMR 谱共给出 36 个碳信号，结合 DEPT135 谱，结果显示其中包括三个羰基碳信号（δ_C 212.6，165.6，159.0），两个双键碳信号（δ_C 150.2，122.7），两个 sp^3 杂化的季碳信号（δ_C 80.2，74.1），十六个 sp^3 杂化叔碳信号［包括两个糖端基碳信号（δ_C 100.8，100.6），十一个 sp^3 杂化连氧杂化叔碳信号（δ_C 87.0，81.8，79.5，72.6，72.3，70.8，70.1，69.2，66.4，59.4，58.5）］，五个 sp^3 杂化仲碳信号［包括一个连氧仲碳信号（δ_C 67.2）］，九个甲基碳信号［其中包括两个甲氧基碳信号（δ_C 61.6，59.6）］。

^{1}H NMR 谱给出一对反式双键质子信号［δ_H 6.75（1H，dd，$J=15.0$Hz，10.6Hz）和 6.03（1H，d，$J=15.5$Hz）］，两个糖端基质子信号［δ_H 4.57（1H，d，$J=7.7$Hz），4.53（1H，d，$J=7.5$Hz）］，九个甲基质子信号［δ_H 3.62（3H，s），3.56（3H，s），1.36（3H，d，$J=6.6$Hz），1.35（3H，s），1.26（3H，d，$J=$

6.5Hz），1.26（3H，d，$J=6.5$Hz），1.20（3H，d，$J=6.2$Hz），1.20（3H，d，$J=6.2$Hz），1.00（3H，d，$J=6.5$Hz）]。结合 HSQC，将氢信号和与其直接相连的碳信号进行归属。将化合物 **5** 与化合物 **1** 的核磁数据对比（表 7-1），发现主要差异在于内酯环 C-5 位取代的糖基，同时在 ^{13}C NMR 多了一个羰基碳信号（$\delta_C\,159.0$），^{1}H NMR 多了一个 $\delta_H\,7.50$（1H，s）活泼氢质子信号。

^{1}H-^{1}H COSY 中糖端基质子 $\delta_H\,4.53$（1H，d，$J=7.5$Hz）与 $\delta_H\,3.22$（1H，m）相关，甲基质子 $\delta_H\,1.26$（3H，d，$J=6.5$Hz）与 $\delta_H\,4.94$（1H，q，$J=6.5$Hz）相关，甲基质子 $\delta_H\,1.20$（3H，d，$J=6.2$Hz）与 $\delta_H\,3.90$（1H，m）相关，$\delta_H\,3.90$（1H，m）又与 $\delta_H\,1.36$（1H，m）相关，得到 3 个自旋体系，结合 HMBC，糖端基质子 $\delta_H\,4.53$（1H，d，$J=7.5$Hz）与 $\delta_C\,87.0$、$\delta_C\,66.4$ 相关，$\delta_H\,4.94$（1H，q，$J=6.5$Hz）与 $\delta_C\,70.2$、$\delta_C\,74.1$、$\delta_C\,35.3$ 相关，构建出脱碳酸酯阿德加糖结构单元。又因 $\delta_H\,4.94$（1H，q，$J=6.5$Hz）和 $\delta_H\,7.50$（1H，s）与 $\delta_C\,159.0$ 相关，可推出新增加的酯羰基连接在脱碳酸酯阿德加糖结构的 C-7$'$ 位上，结合分子式，推测化合物 **9** 是化合物 **1** 的 C-7$'$ 位羟基羟胺酰化产物，并且该结构片段化学位移与文献中羟胺酰基的 NHOH 及羰基碳的化学位移相同，证明推测的正确性。该推测也得到 2D NMR 的支持。

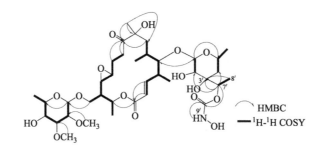

表 7-1　化合物 **9** 和 **1** 的核磁数据

位置	9[①]		1[②]	
	δ_C	$\delta_H\,(J/\text{Hz})$	δ_C	$\delta_H\,(J/\text{Hz})$
1	165.6,C		165.6,C	
2	122.7,CH	6.03,d(15.5)	121.2,CH	5.86,d(15.5)
3	150.2,CH	6.75,dd(15.5,10.6)	151.3,CH	6.74,dd(15.5,10.6)
4	41.8,CH	2.73	41.8,CH	2.71
5	87.0,CH	3.25,dd(7.7,4.7)	86.7,CH	3.32,br. d(9.7)
6	34.1,CH	1.20	34.2,CH	1.35
7	38.1,CH$_2$	a:2.26	37.0,CH$_2$	a:1.89
		b:1.71		b:1.86
8	80.2,C		79.6,C	
9	212.6,C		212.5,C	

位置	9[①]		1[②]	
	δ_C	$\delta_H (J/Hz)$	δ_C	$\delta_H (J/Hz)$
10	32.4,CH$_2$	a:2.59	32.6,CH$_2$	a:2.70
		b:2.46		b:2.16
11	27.7,CH$_2$	a:1.85	27.2,CH$_2$	a:2.00
		b:1.64		b:1.55
12	59.4,CH	2.73	59.3,CH	2.73
13	58.5,CH	2.90	58.0,CH	2.82 dd(8.9,2.0)
14	48.0,CH	1.56	48.6,CH	1.37
15	69.2,CH	5.32,dq(10.2,6.3)	69.9,CH	5.32,dq(10.2,6.3)
16	18.7,CH$_3$	1.36,d(6.6)	18.6,CH$_3$	1.35,d(6.3)
17	17.7,CH$_3$	1.20,d(6.17)	20.7,CH$_3$	1.20,d(6.6)
18	18.4,CH$_3$	1.00,d(6.5)	18.7,CH$_3$	0.99,d(6.8)
19	28.0,CH$_3$	1.35,s	28.2,CH$_3$	1.38,s
20	67.2,CH$_2$	a:4.12,dd(10.2,2.4)	67.2,CH$_2$	a:4.15,dd(10.1,3.5)
		b:3.64,dd(10.2,2.4)		b:3.63,dd(10.1,3.5)
1′	100.6,CH	4.53,d(7.5)	101.3,CH	4.63,d(7.6)
2′	70.1,CH	3.23	72.6,CH	3.62
3′	74.1,C		73.9,C	
4′	35.3,CH$_2$	a:1.71	39.5,CH$_2$	a:1.50 br. d(13.7)
		b:1.36		b:1.35
5′	66.4 CH	3.90	66.8 CH	3.93
6′	20.8,CH$_3$	1.20,d(6.2)	20.8,CH$_3$	1.16,d(6.3)
7′	72.3,CH	4.94,q(6.5)	73.9,CH	3.66,q(6.6)
8′	13.3,CH$_3$	1.26,d(6.5)	18.2,CH$_3$	1.29,d(6.6)
9′	159.0,C			
10′NHOH		7.50		
1″	100.8,CH	4.57,d(7.7)	100.9,CH	4.57,d(7.7)
2″	81.8,CH	3.09,dd(7.7,2.2)	81.9,CH	3.08,dd(7.7,2.8)
3″	79.5,CH	3.77,t(2.2)	79.6,CH	3.77,t(2.8)
4″	72.6,CH	3.21,dd(9.0,2.7)	72.7,CH	3.20,dd(9.0,2.8)
5″	70.8,CH	3.53	70.8,CH	3.54
6″	17.8,CH$_3$	1.26,d(6.5)	17.8,CH$_3$	1.26,d(6.2)
7″	59.6,CH$_3$	3.56,s	59.6,CH$_3$	3.56,s
8″	61.6,CH$_3$	3.62,s	61.7,CH$_3$	3.62,s

① 溶剂为 CDCl$_3$（^{1}H 谱 600MHz，^{13}C 谱 150MHz）。

② 溶剂为 CDCl$_3$（^{1}H 谱 400MHz，^{13}C 谱 100MHz）。

注：未标注峰形的信号是因为重叠峰或者多重峰无法分辨。

7.8

小　结

我们通过基因敲除与回补实验确定 *almU*Ⅱ、*almU*Ⅲ、*almU*Ⅳ 和 *almU*Ⅴ 与阿德加糖五元碳酸酯环合成相关。通过构建 *almU*Ⅱ、*almU*Ⅲ、*almU*Ⅳ 与 *almU*Ⅴ 共表达 *S. coelicolor* 菌株可将不带碳酸酯的阿德加霉素 J 转化为其对应的碳酸酯化合物阿德加霉素 P，进一步确认阿德加糖五元碳酸酯环由 *almU*Ⅱ、*almU*Ⅲ、*almU*Ⅳ 与 *almU*Ⅴ 催化形成。同时发现主要是 AlmUⅡ、AlmUⅢ 和 AlmUⅣ 在碳酸酯合成过程起直接催化作用，而 AlmUⅤ 不直接参与催化反应，但可能与其他三个蛋白表达相关。

使用蛋白高表达系统 pTNT/ *S. lividans* 异源表达 *almU*Ⅱ、*almU*Ⅲ、*almU*Ⅳ 与 *almU*Ⅴ 四基因，喂养不含碳酸酯结构的化合物阿德加霉素 J，结果我们意外地获得了一个新的中间体化合物 **9**，其为阿德加霉素 J 的 C-7′ 位羟基羟胺酰化产物。并且我们发现化合物 **9** 可以自发形成碳酸酯化合物 **5**，因此，化合物 **9** 应该是真正的酶催化产物。

我们使用 pTNT/*S. lividans* 高表达系统表达四个分别标记的蛋白，通过免疫共沉淀实验验证了四个蛋白 AlmUⅡ、AlmUⅢ、AlmUⅣ 与 AlmUⅤ 确实是以复合体形式发挥作用。另外我们还通过免疫共沉淀实验证明，AlmUⅤ 小蛋白与复合体的形成和稳定相关，同时推测它可能还会影响其他蛋白质的空间构象。

我们首次发现阿德加糖中五元碳酸酯环由四个酶 AlmUⅡ、AlmUⅢ、AlmUⅣ 和 AlmUⅤ 催化完成，且这四个酶是以复合体的形式发挥作用，该过程为一全新的碳酸酯生物合成机制。碳酸酯的生物合成机制示意见图 7-34。

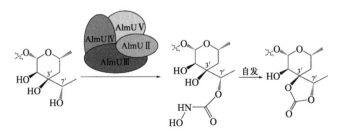

图 7-34　碳酸酯的生物合成机制示意图

通过对中间体化合物 **9** 进行结构分析，发现其需要氨基酰基转移酶和氧化酶。而 AlmUⅣ 为一个 *O*-氨基酰基转移酶，该蛋白的同源蛋白多次被发现可以在糖结构中的羟基上引入一个氨甲酰基，因此我们推测 AlmUⅣ 负责在阿德加糖 C7′-OH 上引入一个氨甲酰基，然后再氧化生成化合物 **9**。深入分析各蛋白的结构域，发现蛋白 Al-mUⅢ 在其 C 端含有一个血红素加氧酶结构域，因此 AlmUⅢ 最有可能负责氨甲酰基的氨基氧化（图 7-35）。蛋白 AlmUⅡ 中未发现特征性结构域，同源蛋白中也未见明确的功能报道，因此无法确定其在整个碳酸酯形成过程中的具体作用，猜测可能与 AlmUⅢ 蛋白一起作用。蛋白 AlmUⅤ 是一功能未知的小蛋白，根据所含氨基酸类型确定为一疏水蛋白，结合实验结果发现其能够促使蛋白复合体的形成和稳定。但是中间体 **a** 未检测到，关于这一块还需深入研究。

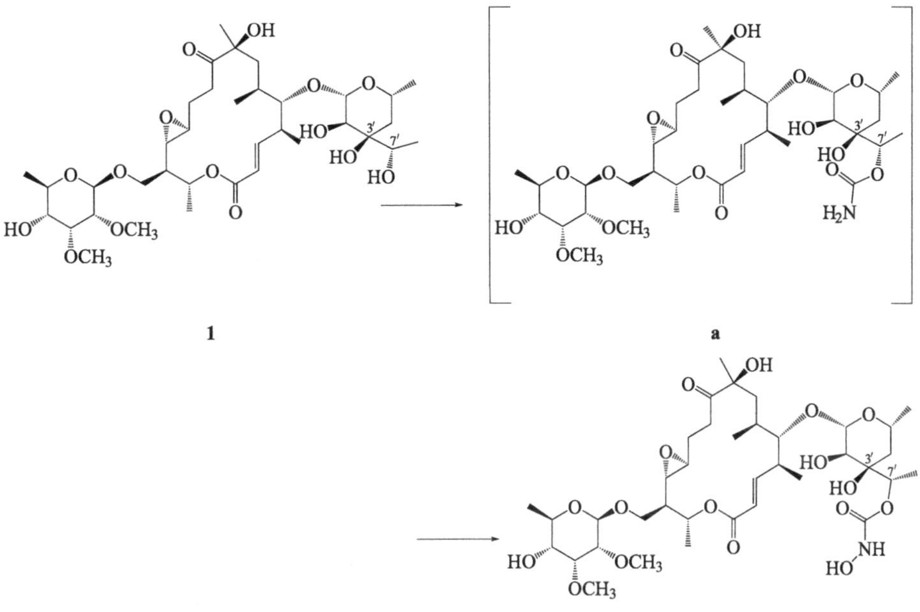

图 7-35　化合物 **9** 的形成机制

中间体 **9** 是在化合物 **1** 的 C-7′ 羟基上连接一个羟基氨甲酰基结构产物，容易自发转化为碳酸酯化产物 **5**。对其结构进行分析，如若在 C7′-OH 发生氨甲酰化，由于酰胺键中氮原子含有未共用电子，能与碳氧双键形成共轭体系，结构稳定。而当酰胺进一步发生羟化后，氧原子电负性大于碳原子，通过吸电子作用降低氮原子与羰基之间的共轭作用，使羰基碳具有亲电性，容易与亲核试剂反应，故在弱酸、弱碱或者受热时，带有孤对电子的 C3′-OH 易与羰基碳发生亲核加成-消除反应，产生化合物 **5**。作用机理如图 7-36 所示。

我们用 MultiGeneBlast 软件在 NCBI 数据库对同时含有 *almU*Ⅱ、*almU*Ⅲ、*almU*Ⅳ 和 *almU*Ⅴ 的基因簇进行同源性分析，不仅在已报道的能够生产阿德加霉素类化合物的链霉菌（*Streptomyces* sp. Mg1，*Streptomyces* sp. KCTC 0041BP）中有分布（图 7-37），在其他多个菌属中均有发现，如 *Actinosynnema mirum*、*Verrucosispora maris*、*Kitasatospora setae* 等，但目前均未有功能报道，这些菌株中也未发现有碳

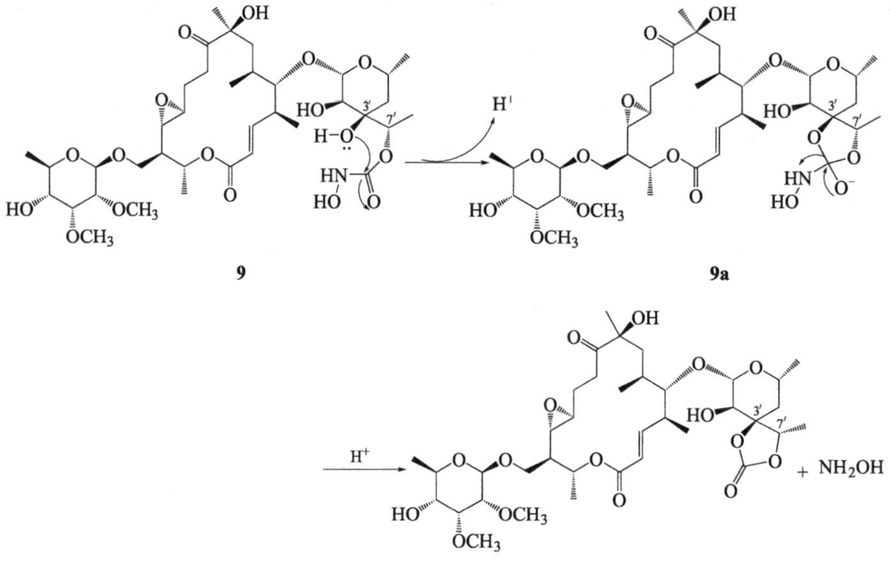

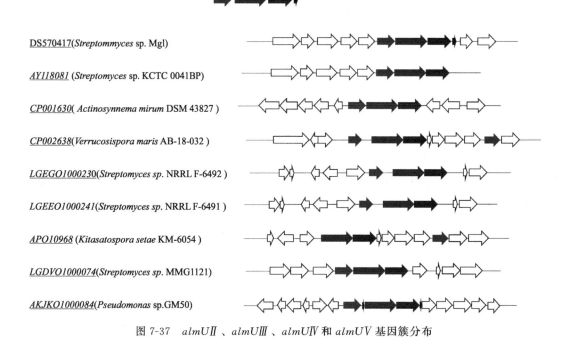

图 7-36　化合物 5 的形成机理

酸酯相关化合物的报道。故本研究将为这些菌株中碳酸酯化合物的发现和生物合成研究提供参考。

AlmUⅡ AlmUⅢ AlmUⅣ AlmUⅤ

DS570417(*Streptommyces* sp. Mgl)

AY118081 (*Streptomyces* sp. KCTC 0041BP)

CP001630(*Actinosynnema mirum* DSM 43827)

CP002638(*Verrucosispora maris* AB-18-032)

LGEGO1000230(*Streptomyces sp*. NRRL F-6492)

LGEEO1000241(*Streptomyces sp*. NRRL F-6491)

APO10968 (*Kitasatospora setae* KM-6054)

LGDVO1000074(*Streptomyces* sp. MMG1121)

AKJKO1000084(*Pseudomonas* sp.GM50)

图 7-37　*almU*Ⅱ 、*almU*Ⅲ 、*almU*Ⅳ 和 *almU*Ⅴ 基因簇分布

十六元大环内酯查尔霉素和阿德加霉素的生物合成机制研究

附　录

附表 1

实验中所用的菌株信息

菌株	用途	来源
E. coli		
DH5α	常规质粒克隆宿主菌	TaKaRa
ET12567(pUZ8002)	结合转移供体菌	甲基化酶缺失
BL21(DE3)	蛋白表达菌	TaKaRa
BL21-codon plus(DE3)-RIPL	Cm^R 添加稀有密码子 AGA、AUA、CCC、CUA 的表达菌	2nd Lab^{TM}
Chaperone Competent Cell pG-KJE8/ BL21	Cm,dnaK-dnaJ-grpE groES-groEL,araB Pzt-1	TaKaRa
Chaperone Competent Cell pGro7/ BL21	Cm,groES-groEL,araB	TaKaRa
Chaperone Competent Cell pKJE7/ BL21	Cm,dnaK-dnaJ-grpE,araB	TaKaRa
Chaperone Competent Cell pG-Tf2/ BL21	Cm,groES-groEL-tig,Pzt-1	TaKaRa
Chaperone Competent Cell pTf16/ BL21	Cm,tig,araB	TaKaRa
放线菌		
HK-2006-1	阿德加霉素和查尔霉素产生菌,野生型菌株	由武汉大学洪葵教授提供
JHZ1001-1	PKS 基因判断中断突变菌株	本研究
JHZ1001-2	PKS 基因判断中断突变菌株	本研究
JHZ1002	*almD*Ⅰ 基因敲除突变菌株	本研究
JHZ1003	*almD*Ⅱ 基因敲除突变菌株	本研究
JHZ1004	*almD*Ⅰ 和 *almD*Ⅱ 基因双敲除突变菌株	本研究
JHZ1005	*almK* 基因敲除突变菌株	本研究
JHZ1006	*almC*Ⅰ 基因敲除突变菌株	本研究
JHZ1007	*almC*Ⅱ 基因敲除突变菌株	本研究
JHZ1008	*almD*Ⅲ 基因敲除突变菌株	本研究
JHZ1009	*almU*Ⅰ 基因敲除突变菌株	本研究
JHZ1010	*orf*3 基因敲除突变菌株	本研究
JHZ1011	*almD*Ⅰ 基因敲除突变菌株 JHZ1002 中回补 *almD*Ⅰ 基因	本研究
JHZ1012	*almD*Ⅱ 基因敲除突变菌株 JHZ1003 中回补 *almD*Ⅱ基因	本研究
JHZ1013	*almD*Ⅰ 和 *almD*Ⅱ 基因双敲除突变菌株 JHZ1004 回补 *almD*Ⅰ 和 *almD*Ⅱ 基因	本研究
JHZ1014	*almC*Ⅰ 基因敲除突变菌株 JHZ1006 回补 *almC*Ⅰ 基因	本研究
JHZ1015	*almC*Ⅱ 基因敲除突变菌株 JHZ1007 回补 *almC*Ⅱ 基因	本研究
JHZ1016	*almD*Ⅲ 基因敲除突变菌株 JHZ1008 回补 *almD*Ⅲ基因	本研究
JHZ1017	*almK* 基因敲除突变菌株 JHZ1005 回补 *almK* 基因	本研究
JHZ1018	*almT*Ⅰ 基因敲除突变菌株	本研究

菌株	用途	来源
JHZ1019	*almUⅡ* 基因敲除突变菌株	本研究
JHZ1020	*almUⅢ* 基因敲除突变菌株	本研究
JHZ1021	*almUⅣ* 基因敲除突变菌株	本研究
JHZ1022	*almUV* 基因敲除突变菌株	本研究
JHZ1023	*almUⅡ* 基因敲除突变菌株 JHZ1019 回补 *almUⅡ* 基因	本研究
JHZ1024	*almUⅢ* 基因敲除突变菌株 JHZ1020 回补 *almUⅢ* 基因	本研究
JHZ1025	*almUⅣ* 基因敲除突变菌株 JHZ1021 回补 *almUⅡ* 基因	本研究
JHZ1026	*almUV* 基因敲除突变菌株 JHZ1022 回补菌株	本研究
WJ	*S. coelicoler* 转染 pSET152-ErmE 质粒	本研究
WJ1	*S. coelicoler* 转染 pSET-*almUⅡ* ＋ *almUⅢ* ＋ *almUⅣ* ＋ *almUV* 质粒	本研究
WJ2	*S. coelicoler* 转染 pSET-*almUⅡ*＋*almUⅢ*＋*almUⅣ* 质粒	本研究
WJ3	*S. coelicoler* 转染 pSET-*almUⅢ*＋*almUⅣ*＋*almUV* 质粒	本研究
WJ4	*S. coelicoler* 转染 pSET-*almUⅡ* ＋ *almUⅢ* ＋ *almUV* 质粒	本研究
WJ5	*S. coelicoler* 转染 pSET-*almUⅡ*＋*almUⅣ*＋*almUV* 质粒	本研究
WJ6	*S. coelicoler* 转染 pSET-tag＋*almUⅡ* ＋ *almUⅢ* ＋ *almUⅣ* ＋ *almUV* 质粒	本研究
WJ′	*S. lividans* 转染 pTNT 质粒	本研究
WJ7	*S. lividans* 转染 pTNT-His-*almUⅡ* ＋ *almUⅢ* ＋ *almUⅣ* ＋ *almUV* 质粒	本研究
WJ8	*S. lividans* 转染 pTNT-His-*almUⅡ* 质粒	本研究
WJ9	*S. lividans* 转染 pTNT-His-*almUⅢ* 质粒	本研究
WJ10	*S. lividans* 转染 pTNT-His-*almUⅣ* 质粒	本研究
WJ11	*S. lividans* 转染 pTNT-His-*almUV* 质粒	本研究
WJ12	*S. lividans* 转染 pTNT-tag-*almUⅡ* ＋ *almUⅢ* ＋ *almUⅣ* ＋ *almUV* 质粒	本研究
WJ13	*S. lividans* 转染 pTNT-tag-*almUⅡ* ＋*almUⅢ*＋*almUⅣ* 质粒	本研究

注：Chaperone 表示分子伴侣；Competent Cell 表示感受态细胞。

附表 2

试验中使用到的各种质粒信息

质粒	特征	来源
pUCm-T	Amp^R，pUC19 衍生的 T 载体质粒	Sangon
pET27b-His	Kan^R，在 pET27b 质粒的终止子前插入 His6-tag 基因片段构建而成	实验室自留
pKC1139	Am^R，$aac(3)Ⅳ$，$lacZα$，$oriT$	
pSET152	Am^R，$aac(3)Ⅳ$，$lacZα$，$reppuc$，$attΦC31$，$oriT$	上海有机刘文
pQ8	Kan^R，N-MBP，N-His6	教授提供
pACYCDuet-1	Cm^R，N-His6，C-S. tag	

质粒	特征	来源
pColdI	Amp,lacI,N-His6,TEE,Factor Xa site	日本东京大学
pColdTF	Amp,N-His6,TEE,Factor Xa site,TF	阿部教授提供
pColdTF-TEV	Amp,在 pColdTF 质粒的 N 端插入 TEV 基因片段构建而成	实验室自留
pSET152-ErmE	在 pSET152 的核糖体结合位点前连入 *ermE** promoter	本研究
pUCm-KS	在 pUCm-T 中连入 PKS 基因片段	本研究
pKC-KS	在 pKC1139 EcoRⅠ/XbaⅠ位点间连入从 pUCm-KS 相同酶切来的基因片段	本研究
pKC899	在 pKC1139 HindⅢ/EcoRⅠ间连入中间缺失 462bp *almDⅠ* 的两条同源臂	本研究
pKC900	在 pKC1139 HindⅢ/EcoRⅠ间连入中间缺失 579bp *almDⅡ* 的两条同源臂	本研究
pKC8900	在 pKC1139 HindⅢ/EcoRⅠ间连入构建 pKC899 的 L 臂及 pKC900 的 R 臂	本研究
pKC891	在 pKC1139 HindⅢ/EcoRⅤ间连入中间缺失 465bp *almCⅡ* 的两条同源臂	本研究
pKC893	在 pKC1139 HindⅢ/EcoRⅠ间连入中间缺失 600bp *almCⅠ* 的两条同源臂	本研究
pKC868	在 pKC1139 HindⅢ/EcoRⅤ间连入中间缺失 369bp *almK* 的两条同源臂	本研究
pKC901	在 pKC1139 HindⅢ/EcoRⅠ间连入中间缺失 426bp *almDⅢ* 的两条同源臂	本研究
pKC894	在 pKC1139 HindⅢ/EcoRⅠ间连入中间缺失 660bp *almUⅠ* 的两条同源臂	本研究
pKC895	在 pKC1139 HindⅢ/EcoRⅠ间连入中间缺失 630bp *almUⅡ* 的两条同源臂	本研究
pKC896	在 pKC1139 HindⅢ/EcoRⅠ间连入中间缺失 1350bp *almUⅢ* 的两条同源臂	本研究
pKC897	在 pKC1139 HindⅢ/EcoRⅠ间连入中间缺失 1194bp *almUⅣ* 的两条同源臂	本研究
pKC-*almUV*	在 pKC1139 NdeⅠ/EcoRⅠ间连入中间缺失 99bp *almUV* 的两条同源臂	本研究
pKC902	在 pKC1139 HindⅢ/EcoRⅠ间连入中间缺失 444bp *orf3* 的两条同源臂	本研究
pKC869	在 pKC1139 HindⅢ/EcoRⅤ间连入中间缺失 828bp *almTⅠ* 的两条同源臂	本研究
pSET899	在 pSET152-ErmE 质粒的 EcoRⅠ/XbaⅠ位点间连入全长的 *almDⅠ* 基因片段	本研究
pSET900	在 pSET152-ErmE 质粒的 EcoRⅠ/XbaⅠ位点间连入全长的 *almDⅡ* 基因片段	本研究
pSET8900	在 pSET152-ErmE 质粒的 EcoRⅠ/XbaⅠ位点间连入全长的 *almDⅠ* 和 *almDⅡ* 基因片段及两个基因之间的基因序列	本研究
pSET901	在 pSET152-ErmE 质粒的 EcoRⅠ/XbaⅠ位点间连入全长的 *almDⅢ* 基因片段	本研究

质粒	特征	来源
pSET893	在 pSET152-ErmE 质粒的 EcoRⅠ/BamHⅠ位点间连入全长的 *almC*Ⅰ基因片段	本研究
pSET891	在 pSET152-ErmE 质粒的 EcoRⅠ/BamHⅠ位点间连入全长的 *almC*Ⅱ基因片段	本研究
pSET868	在 pSET152-ErmE 质粒的 NdeⅠ/EcoRⅤ位点间连入全长的 *almK* 基因片段	本研究
pSET895	在 pSET152-ErmE 质粒的 NdeⅠ/EcoRⅠ位点间连入全长的 *almU*Ⅱ基因片段	本研究
pSET896	在 pSET152-ErmE 质粒的 NdeⅠ/EcoRⁱ位点间连入全长的 *almU*Ⅲ基因片段	本研究
pSET897	在 pSET152-ErmE 质粒的 NdeⅠ/EcoRⅠ位点间连入全长的 *almU*Ⅳ基因片段	本研究
pSET-*almUV*	在 pSET152-ErmE 质粒的 NdeⅠ/ EcoRⅠ位点间连入全长的 *almUV* 基因片段	本研究
pSET-(894＋895＋896＋897＋898)	在 pSET152-ErmE 质粒的 NdeⅠ/EcoRⅠ位点间连入全长的 *almU*Ⅰ～*almUV* 基因片段	本研究
pSET-(894＋895＋896＋897)	在 pSET152-ErmE 质粒的 NdeⅠ/EcoRⅠ位点间连入全长的 *almU*Ⅰ～*almU*Ⅳ基因片段	本研究
pSET-*almU*Ⅱ＋*almU*Ⅲ＋*almU*Ⅳ＋*almUV*	在 pSET152-ErmE 质粒的 NdeⅠ/ EcoRⅠ位点间连入全长的 *almU*Ⅱ-*almUV* 基因片段	本研究
pSET-*almU*Ⅱ＋*almU*Ⅲ＋*almU*Ⅳ	在 pSET152-ErmE 质粒的 NdeⅠ/ EcoRⅠ位点间连入全长的 *almU*Ⅱ＋*almU*Ⅲ＋*almU*Ⅳ基因片段	本研究
pSET-*almU*Ⅱ＋*almU*Ⅲ＋*almUV*	在 pSET152-ErmE 质粒的 NdeⅠ/ EcoRⅠ位点间连入 *almU*Ⅱ＋*almU*Ⅲ与 *almUV* 融合的基因片段	本研究
pSET-*almU*Ⅱ＋*almU*Ⅳ＋*almUV*	在 pSET152-ErmE 质粒的 NdeⅠ/ EcoRⅠ位点间连入 *almU*Ⅱ与 *almU*Ⅳ＋*almUV* 融合的基因片段	本研究
pSET-*almU*Ⅲ＋*almU*Ⅳ＋*almUV*	在 pSET152-ErmE 质粒的 NdeⅠ/ EcoRⅠ位点间连入全长的 *almU*Ⅲ＋*almU*Ⅳ＋*almUV* 基因片段	本研究
pSET-c-Myc-*almU*Ⅱ＋*almU*Ⅲ-HA	在 pSET152-ErmE 质粒的 NdeⅠ/ EcoRⅠ位点间连入 c-Myc-*almU*Ⅱ＋*almU*Ⅲ-HA 基因片段	本研究
pSET-His-*almU*Ⅳ＋*almUV*-Flag	在 pSET152-ErmE 质粒的 NdeⅠ/ EcoRⅠ位点间连入 His-*almU*Ⅳ＋*almUV*-Flag 基因片段	本研究
pSET-tag-*almU*Ⅱ＋*almU*Ⅲ＋*almU*Ⅳ＋*almUV*	在 pSET-c-Myc-*almU*Ⅱ＋*almU*Ⅲ-HA 质粒的 EcoRⅠ位点间连入 ErmE*-His-*almU*Ⅳ＋*almUV*-Flag-FD 基因片段	本研究
pET28a-*almU*Ⅱ	在 pET28a 质粒的 NdeⅠ/ HindⅢ位点间连入 *almU*Ⅱ基因片段	本研究
pET28a-*almU*Ⅲ	在 pET28a 质粒的 NdeⅠ/ HindⅢ位点间连入 *almU*Ⅲ基因片段	本研究
pET28a-*almU*Ⅳ	在 pET28a 质粒的 NdeⅠ/ HindⅢ位点间连入 *almU*Ⅳ基因片段	本研究
pET28a-*almUV*	在 pET28a 质粒的 NdeⅠ/ HindⅢ位点间连入 *almUV* 基因片段	本研究
pET28a-*almU*Ⅱ＋*almU*Ⅲ＋*almU*Ⅳ＋*almUV*	在 pET28a 质粒的 NdeⅠ/ HindⅢ位点间连入全长的 *almU*Ⅱ-*almUV* 基因片段	本研究

质粒	特征	来源
pTNT-His-*almU*Ⅱ+*almU*Ⅲ+*almU*Ⅳ+*almU*Ⅴ	在 pTNT 质粒的 NdeⅠ/ HindⅢ 位点间连入全长的 His-*almU*Ⅱ+*almU*Ⅲ+*almU*Ⅳ+*almU*Ⅴ 基因片段	本研究
pTNT-His-*almU*Ⅱ	在 pTNT 质粒的 NdeⅠ/ HindⅢ 位点间连入 His-*almU*Ⅱ 基因片段	本研究
pTNT-His-*almU*Ⅲ	在 pTNT 质粒的 NdeⅠ/ HindⅢ 位点间连入 His-*almU*Ⅲ 基因片段	本研究
pTNT-His-*almU*Ⅳ	在 pTNT 质粒的 NdeⅠ/ HindⅢ 位点间连入 His-*almU*Ⅳ 基因片段	本研究
pTNT-His-*almU*Ⅳ	在 pTNT 质粒的 NdeⅠ/ HindⅢ 位点间连入 His-*almU*Ⅴ 基因片段	本研究
pTNT-His-*almU*Ⅱ+*almU*Ⅲ-c-Myc	在 pTNT 质粒的 NdeⅠ/ HindⅢ 位点间连入 His-*almU*Ⅱ+*almU*Ⅲ-c-Myc 基因片段	本研究
pTNT-Flag-*almU*Ⅳ+*almU*Ⅴ-HA	在 pTNT 质粒的 NdeⅠ/ HindⅢ 位点间连入 Flag-*almU*Ⅳ+*almU*Ⅴ-HA 片段	本研究
pTNT-tag-*almU*Ⅱ+*almU*Ⅲ+*almU*Ⅳ+*almU*Ⅴ	在 pTNT-His-*almU*Ⅱ+*almU*Ⅲ-c-Myc 质粒的 HindⅢ 位点间连入 promoter-Flag-*almU*Ⅳ+*almU*Ⅴ-HA-terminator 基因片段	本研究
pTNT-tag-*almU*Ⅱ+*almU*Ⅲ+*almU*Ⅳ	在 pTNT-His-*almU*Ⅱ+*almU*Ⅲ-c-Myc 质粒的 HindⅢ 位点间连入 promoter-Flag-*almU*Ⅳ 基因片段	本研究
pET-GTT	在 pET27b-His 质粒的 NdeⅠ/XhoⅠ 位点间连入全长的 *almA*Ⅰ 基因片段	本研究
pET-TGDH	在 pET27b-His 质粒的 NdeⅠ/XhoⅠ 位点间连入全长的 *almA*Ⅱ 基因片段	本研究
pET-TGAT	在 pET27b-His 质粒的 NdeⅠ/XhoⅠ 位点间连入全长的 *almB*Ⅰ 基因片段	本研究
pET-deaminase	在 pET27b-His 质粒的 NdeⅠ/NotⅠ 位点间连入全长的 *almB*Ⅱ 基因片段	本研究
pQ8-TGDH	在质粒 pQ8 质粒的 BamHⅠ/XhoⅠ 位点间连入全长的 *almA*Ⅱ 基因片段	本研究
pQ8-deaminase	在质粒 pQ8 质粒的 BamHⅠ/NotⅠ 位点间连入全长的 *almB*Ⅱ 基因片段	本研究
pACYC-8900	在质粒 pACYCDuet-1 的 MCS1 的 EcoRⅠ/HindⅢ 位点间插入全长 *almD*Ⅰ 基因片段，MCS2 的 NdeⅠ/XhoⅠ 位点间插入全长 *almD*Ⅱ 基因片段	本研究
pACYC-MBP8900	在 pACYC-8900 质粒的 BamHⅠ/EcoRⅠ 位点间插入 MBP 基因序列	本研究
pET28a-*almC*Ⅱ	在 pET28a 质粒 NdeⅠ/HindⅢ 位点间连入全长的 *almC*Ⅱ 基因片段	本研究
pET28a-*almC*Ⅱ(D233A)	pET28a-*almC*Ⅱ 质粒的衍生物，用于 *almC*Ⅱ（D233A）的蛋白表达	本研究
pET28a-*almC*Ⅱ(E102A)	pET28a-*almC*Ⅱ 质粒的衍生物，用于 *almC*Ⅱ（E102A）的蛋白表达	本研究
pET-897	在 pET27b-His 质粒的 NdeⅠ/XhoⅠ 位点间连入全长的 *almU*Ⅳ 基因片段	本研究
pQ8-897	在质粒 pQ8 质粒的 BamHⅠ/NotⅠ 位点间连入全长的 *almU*Ⅳ 基因片段	本研究
pColdI-897	在 pColdI 质粒的 NdeⅠ/XhoⅠ 位点间连入全长的 *almU*Ⅳ 基因片段	本研究
pColdTF-897	在 pColdTF 质粒的 NdeⅠ/XhoⅠ 位点间连入全长的 *almU*Ⅳ 基因片段	本研究
pColdTF-TEV-897	在 pColdTF-TEV 质粒的 NdeⅠ/XhoⅠ 位点间连入全长的 *almU*Ⅳ 基因片段	本研究

注：Amp^R，氨苄青霉素抗性；Am^R，安普霉素抗性；Kan^R，卡那霉素抗性；Cm^R，氯霉素抗性。

十六元大环内酯查尔霉素和阿德加霉素的生物合成机制研究

附表 3

实验中使用到的引物序列及用途

引物名称	序列	用途
PKS-F	5′-GGCCGGGCCTTCCAGGACSNSGGSNTSRACTC-3′	构建 PKS 基因片段中断质粒
PKS-R	5′-CGCCAGGTGCATCGCCACSARSGASGASGARCA-3′	pKC-KS
JHZ-F	5′-CGAACAGCGCCGGATACTC-3′	PKS 基因中断菌株 JHZ1001
JHZ-R	5′-CACTTTATGCTTCCGGCTCG-3′	基因型验证
almK-L-F	5′-ATAAAGCTTAGCCGTCTACCTCGCGTCAC-3′	构建 *almK* 基因同框敲除
almK-L-R	5′-ATATCTAGATCGCTCCCGGCATCGTCAAG-3′	质粒 pKC868
almK-R-F	5′-AAATCTAGAACAGTTCGACCTTGCGGCC-3′	
almK-R-R	5′-AAAGATATCGATGCGCGTCCTGATGACGT-3′	
868JHZ-F	5′-TAGACATTGGTCTGGTACT-3′	*almK* 基因敲除菌株
868JHZ-R	5′-TGCTCACCGAGCCTTCCCT-3′	JHZ1005 基因型验证
almK-Nde I-F	5′-AGACATATGGAATTCGAAGGTCAGGT-3′	构建 *almK* 基因回补质粒
almK-EcoR V-R	5′-AAAGATATCTCACACCATCTTGAGGCCGC-3′	pSET868
almD I -L-F	5′-TTTAAGCTTCGAGGAGATCATGCTCAACC-3′	构建 *almD* I 基因同框敲除
almD I -L-R	5′-AAATCTAGAACTGGTCGATGACGTGGATC-3′	质粒 pKC899
almD I -R-F	5′-AAATCTAGAAGATCGACTCCTGGATCGAG-3′	
almD I -R-R	5′-TATGAATTCACGTTGACCTCCAGGGTGT-3′	
almD I -EcoR I-F	5′-AAAGAATTCATGACATCCGACCGCACGCG-3′	构建 *almD* I 基因回补质粒
almD I -Xba I-R	5′-AAATCTAGATCATCGGCCCACGGGCAGGT-3′	pSET899 及 *almD* I 基因敲除菌株 JHZ1002 基因型验证
almD II -L-F	5′-TTTAAGCTTACACGTCCTTCAACGTGCG-3′	构建 *almD* II 基因同框敲除
almD II -L-R	5′-ATATCTAGAAGGTTCACCAGTGCGTCCAT-3′	质粒 pKC900
almD II -R-F	5′-AAATCTAGACAGGGTCACGCTACCTGACT-3′	
almD II -R-R	5′-AAAGAATTCATAGAGGTCGACGGCTACGAT-3′	
almD II -EcoR I-F	5′-AAAGAATTCATGGACATGCGCACGCTCA-3′	构建 *almD* II 基因回补质粒
almD II -Xba I-R	5′-AAATCTAGATCAGTAGGGGCCCTGGAAG-3′	pSET900 及 *almD* II 基因敲除菌株 JHZ1003 基因型验证
almD III -L-F	5′-AAAAAGCTTGGATACCGGTCGAAGCAGGA-3′	构建 *almD* III 基因敲除质粒 pKC901
almD III -L-R	5′-AAATCTAGACCCAGCAGCAGGTTGTGGCT-3′	
almD III -R-F	5′-AAATCTAGACACCGACATGCAGCGGTCCA-3′	
almD III -R-R	5′-AAAGAATTCTGCAGGGCGTCCTCGATGGT-3′	

引物名称	序列	用途
almDⅢ-EcoR I-F	5′-AAAGAATTCATGATCACCGGGGCGTCCCG-3′	构建 *almDⅢ* 基因回补质粒
almDⅢ-BamH I-R	5′-AAAGGATCCTCAGTGACTGGCTGCGGGCA-3′	pSET901 及 *almDⅢ* 基因敲除菌株 JHZ1008 基因型验证
almCⅠ-L-F	5′-AAAAAGCTTCGGCATTCCTGCAACCGCTT-3′	构建 *almCⅠ* 基因敲除质粒
almCⅠ-L-R	5′-AAATCTAGAGCTCCCCAGCCCGTAGGAAT-3′	pKC893
almCⅠ-R-F	5′-AAATCTAGAGACCTCGTTCTCACCGATGA-3′	
almCⅠ-R-R	5′-AAAGATATCAGCAGTGAGTAGCGCTGGTT-3′	
almCⅠ-EcoR I-F	5′-AAAGAATTCATGGCGCAGCCCGACAGGAC-3′	构建 *almCⅠ* 基因回补质粒
almCⅠ-BamH I-R	5′-AAAGGATCCTCATCGGCAGCTCATTGCGG-3′	pSET893 及 *almCⅠ* 基因敲除菌株 JHZ1006 基因型验证
almCⅡ-L-F	5′-AAAAAGCTTGCTGTTCGAGTCCGTCATCG-3′	构建 *almCⅡ* 基因敲除质粒
almCⅡ-L-R	5′-AAATCTAGACCGTCGGCACGTCCAGACCT-3′	pKC891
almCⅡ-R-F	5′-AAATCTAGATGGGCGGCTTCGTGATCGTG-3′	
almCⅡ-R-R	5′-AAAGATATCGCGGTAGAGCTCCATCTCAT-3′	
almCⅡ-EcoR I-F	5′-AAAGAATTCATGAACGTCCTGGACAAGGA-3′	构建 *almCⅡ* 基因回补质粒
almCⅡ-BamH I-R	5′-AAAGGATCCTCAGTGCGCGCGGCGCCAGT-3′	pSET891 及 *almCⅡ* 基因敲除菌株 JHZ1007 基因型验证
almUⅠ-L-F	5′-AAAAAGCTTACCCTGAAGCGGGGACACGA-3′	构建 *almDⅢ* 基因回补质粒
almUⅠ-L-R	5′-AAATCTAGAGCCAGCGGGTCGTTGATCAG-3′	pSET901
almUⅠ-R-F	5′-AAATCTAGACCGGCTGGATTCCGTCATGG-3′	
almUⅠ-R-R	5′-AAAGAATTCCCCAGGGCAAGAGTCTGCTC-3′	
almUⅠ-F	5′-AAAGAATTCATGGGAGAACAGATGTCTGA-3′	*almUⅠ* 基因敲除菌株
almUⅠ-R	5′-AAAGGATCCTCACCGGGGCAGCGTGCCGA-3′	JHZ1009 基因型验证
ORF3-L-F	5′-AAAAAGCTTCTGGACGACACGATCATCTG-3′	构建 *almUⅠ* 基因敲除质粒
ORF3-L-R	5′-AAATCTAGAACACTGCAGGTGTCGAA-3′	pKC902
ORF3-R-F	5′-AAATCTAGAACGTCCGGACGACCGTGTTC-3′	
ORF3-R-R	5′-AAATCTAGAACGTCCGGACGACCGTGTTC-3′	
ORF3-F	5′-AAAGAATTCATGACCGCATTCGATGCCTA-3′	*orf3* 基因敲除菌株
ORF3-R	5′-AAAGGATCCTCAGGTTGCTGTGGACCAGG-3′	JHZ1010 基因型验证
almTⅠ-L-F	5′-AAAAAGCTTACAGAACCAGCCTACATCTG-3′	构建 *almUⅠ* 基因敲除质粒
almTⅠ-L-R	5′-AAATCTAGAGGCGTTCCACAGATCGTCAT-3′	pKC869
almTⅠ-R-F	5′-AAATCTAGACAGCTCCATCATGTCCTTGT-3′	
almTⅠ-R-R	5′-AAAGATATCACCTTGGAGGACTCCCGTGA-3′	
almTⅠ-F	5′-AAAGAATTCATGCGCGTCCTGATGACGTC-3′	构建 *almTⅠ* 基因回补质粒
almTⅠ-R	5′-AAAGGATCCTCAGCGGGACTGCCGGTGGC-3′	pSET869 及 *almTⅠ* 基因敲除菌株 JHZ1018 基因型验证
MBP-F	5′-AAAGGATCCAATGAAAATCGAAGAAGGTAA-3′	用于获取 MBP 基因片段
MBP-R	5′-ATTGAATTCAACTGAAAATACAGGTTTTCG-3′	
GTT-F	5′-GGGAATTCCATATGTTCGAGACACCGCTGAAACG -3′	用于构建质粒 pET-GTT
GTT-R	5′-TTTCTCGAGACCGGTGAGCGTCGCCCCGAGT-3′	

引物名称	序列	用途
TGDH-F	5′-GGGAATTCCATATGCGCGTCCTGGTGACCGG-3′	用于构建质粒 pET-TGDH
TGDH-R	5′-TTTCTCGAGCGGTTTCAGCGCCTTCCAC-3′	
TGAT-F	5′-GGGAATTCCATATGAAACGCAATGTCGGTGAT CTCG-3′	用于构建质粒 pET-TGAT
TGAT-R	5′-TTTCTCGAGGGGGGGCCAGCGCCTTCCAC-3′	
Deaminase-F	5′-GGGAATTCCATATGACCTCTCAAGCCTCCACC-3′	用于构建质粒 pET-deami-nase
Deaminase-R	5′-ATAAGAATGCGGCCGCCCGCAAGAAACCGCGCG TGT-3′	
TGDH-BamH I-F	5′-TTTGGATCCATGCGCGTCCTGGTGACCGG-3′	用于构建质粒 pQ8-TGDH
TGDH-Xho I-R	5′-TTTCTCGAGTCACGGTTTCAGCGCCTTCCAC-3′	
Deaminase-BamH I-F	5′-AAAGGATCCATGACCTCTCAAGCCTCCACC-3′	用于构建质粒 pQ8-deami-nase
Deaminase-Not I-R	5′-ATAAGAATGCGGCCGCTCACCGCAAGAAACCGC GCGTGT-3′	
almD I -EcoR I-F	5′-AAAGAATTCATGACATCCGACCGCACGCG-3′	用于构建质粒 pACYC-8900 和 pACYC-MBP8900
almD I -Hind Ⅲ-R	5′-AAAAAGCTTTCATCGGCCCACGGGCAGGT-3′	
almD Ⅱ -Nde I-F	5′-TTTAATCCATATGGACATGCGCACGCTCA-3′	
almD Ⅱ -Xho I-R	5′-AAACTCGAGTCAGTAGGGGCCCTGGAAG-3′	
almU Ⅱ -L-F	5′-AAATCTAGAAACGCGACACGCCGATGAAG-3′	构建 *almU* Ⅱ 基因同框敲除质粒 pKC895
almU Ⅱ -L-R	5-AAATGGCTAGCGTAGCGCTGGTTTCCGACCT-3′	
almU Ⅱ -R-F	5′-AAATGGCTAGCTTCACTCCGATCCTGGGCGA-3′	
almU Ⅱ -R-R	5′-AAAGAATTCGTCCCTTCTCACCGATCAGT-3′	
almU Ⅱ -Nde I-F	5′-GGGAATTCCATATGGACCAGCAGGCGAAACT-3′	构建 *almU* Ⅱ 基因回补质粒 pSET895 及 *almU* Ⅱ 基因敲除菌株基因型的验证
almU Ⅱ -EcoR I-R	5′-AAAGAATTCTCAGGACTCTCCTCGTGCTT-3′	
almU Ⅲ -L-F	5′-AAAAAGCTTTCGGCGTCGTCAAGGAGAGA-3′	构建 *almU* Ⅲ 基因同框敲除质粒 pKC896
almU Ⅲ -L-R	5′-AAATCTAGACTTGAAGCGGTGAGCTCGTA-3′	
almU Ⅲ -R-F	5′-AAATCTAGAATGGCCAAGTTCCCGCAGAC-3′	
almU Ⅲ -R-R	5′-AAAGAATTCCTGGATCCGATCGTCGTCGT-3′	
almU Ⅲ -Nde I-F	5′-GGGAATTCCATATGGCAGACGATCAAACGCT-3′	构建 *almU* Ⅲ 基因回补质粒 pSET896 及 *almU* Ⅲ 基因敲除菌株基因型的验证
almU Ⅲ -EcoR I-R	5′-AAAGAATTCTTATCTCCGACCGATCTCTG-3′	
almU Ⅳ -L-F	5′-AAAAAGCTTCGTCTTCACCGAGCAGGAGA-3′	
almU Ⅳ -L-R	5′-AAATCTAGATGCGATTCGTGGTGCCGGAA-3′	
almU Ⅳ -R-F	5′-AAATCTAGAGCACGGGCTTCTCACCGAGT-3′	构建 *almU* Ⅳ 基因同框敲除质粒 pKC897
almU Ⅳ -R-R	5′-AAAGAATTCAACCGAGGCGTGGAAAGGGA-3′	
almU Ⅳ -Nde I-F	5′-GGGAATTCCATATGAGCACCACTGCCCTCGG-3′	构建 *almU* Ⅳ 基因回补质粒 pSET897 及 *almU* Ⅳ 基因敲除菌株基因型的验证
almU Ⅳ -EcoR I-R	5′-AAAGAATTCTCAGTCGAGGGGGGGATCTGGC-3′	

引物名称	序列	用途
almUV-L-F	5′-AAAAAGCTTTCTGCCCAGCCCGTACGA-3′	构建 *almUV* 基因同框敲除质粒 pKC-*almUV*
almUV-L-R	5′-AAATCTAGAAGCAGGGCATGCCTGGCGAA-3′	
almUV-R-F	5′-AAATCTAGAGGCCGGCTACTGGCGACA-3′	
almUV-R-R	5′-AAAGAATTCTCGCCGCCGTACATGTACCG-3′	
almUV-F	5′-GTGCTGGTGAACACGTCCTT-3′	*almUV* 基因敲除菌株基因型验证
almUV-R	5′-TCACCGAAGAAGGTCAGCGC-3′	
almUV-Nde I-F	5′-GGAATTCCATATGATGACATTCGCCAGGCATGCCCTGCT-3′	构建 *almUV* 基因回补质粒 pSET-*almUV*
almUV-EcoR I-R	5′-AAAGAATTCTCAGTACCGGCGGCTCTGTCGCCAG-3′	
almCII-L-F	5′-AAAAAGCTTGCTGTTCGAGTCCGTCATCG-3′	构建 *almCII* 基因同框敲除质粒 pKC891
almCII-L-R	5′-AAATCTAGACCGTCGGCACGTCCAGACCT-3′	
almCII-R-F	5′-AAATCTAGATGGGCGGCTTCGTGCTCGTG-3′	
almCII-R-R	5′-AAAGATATCGCGGTAGAGCTCCATCTCAT-3′	
almCII-Nde I-F	5′-GGGAATTCCATATGACTGTGCAGACTCACGA-3′	*almCII* 基因敲除菌株基因型的验证
almCII-BamH I-R	5′-AAAGGATCCTCAGTGCGCGCGGCGCCAGT-3′	构建 *almCII* 基因回补质粒 pSET891 及 *almCII* 基因敲除菌株基因型的验证
almCII-Nde I-F	5′-GGGAATTCCATATGACTGTGCAGACTCACGA-3′	构建 *almCII* 基因回补质粒 pSET891 及表达质粒 pET891
almCII-Hind III-R	5′-AAAAAGCTTTCAGTGCGCGCGGCGCCAGT-3′	
almCII-Mg-F	5′-TGGGCGGCTTCGTGATCGTGGCGGACTACCTGATCCCGGCGTGCA-3′	
almCII-Mg-R	5′-CACGATCACGAAGCCGCCCA-3′	构建 *almCII* 基因结合 Mg 离子的位点突变表达质粒 pET-*almCII*（D233A）
almCII-SAM-F	5′-GTGTTCCCGGCGATTTCATCGCGACCGGCGTGTGGCGCGGTGG-3′	构建 *almCII* 基因结合 SAM 的位点突变表达质粒 pET-*almCII*（E102A）
almCII-SAM-R	5′-GATGAAATCGCCGGGAACAC-3′	
almUI-Nde I-F	5′-GGGAATTCCATATGGGAGAACAGATGTCTGAG -3′	构建 *almUI*～*almUV* 五基因表达质粒 pSET-(894＋895＋896＋897)
almUV-EcoR I-R	5′-AAAGAATTCTCAGTACCGGCGGCTCTGTCGCCAG -3′	
almUI-Nde I-F	5′-GGGAATTCCATATGGGAGAACAGATGTCTGAG -3′	构建 *almUI*～*almUIV* 四基因表达质粒 pSET-(894＋895＋896＋897)
almUIV-EcoR I-R	5′-AAAGAATTCTCAGTCGAGGGGGGATCTGGC-3′	
almUII-Nde I-F	5′-GGGAATTCCATATGGACCAGCAGGCGAAACT-3′	构建 *almUII*～*almUV* 四基因表达质粒 pSET-(895＋896＋897＋898)
almUV-EcoR I-R	5′-AAAGAATTCTCAGTACCGGCGGCTCTGTCGCCAG-3′	
almUII-Nde I-F	5′-GGGAATTCCATATGGACCAGCAGGCGAAACT-3′	构建 *almUII*-*almUV* 四基因表达质粒 pSET-*almUII*＋*almUIII*＋*almUIV*＋*almUV*
almUV-EcoR I-R	5′-AAAGAATTCTCAGTACCGGCGGCTCTGTCGCCAG-3′	
IN-*almUII*-Nde I-F	5′-ACAGGAGGACCCATATTGGACCAGCAGGCGAAACT-3′	构建 *almUII*-*almUIV* 三基因表达质粒 pSET-*almUII*＋*almUIII*＋*almUIV*
IN-*almUIV*-EcoR I-R	5′-ATCCGATATCGAATTTCAGTCGAGGGGGGATCTGGC-3′	

引物名称	序列	用途
*almU*Ⅲ-Nde I-F	5′-GGAATTCCATATGGTGGCAGACGATCAAACGCTGGTT-3′	构建 *almU*Ⅲ-*almU*Ⅴ 三基因表达质粒 pSET-*almU*Ⅲ + *almU*Ⅳ + *almU*Ⅴ
*almU*Ⅳ-EcoR I-R	5′-AAAGAATTCTCAGTACCGGCGGCTCTGTCGCCAG-3′	
*almU*Ⅱ-Nde I-F	5′-GGAATTCCATATGTTGGACCAGCAGGCGAAACTCGCCC-3′	构建 *almU*Ⅱ + *almU*Ⅲ + *almU*Ⅴ 三基因表达质粒 pSET-*almU*Ⅱ + *almU*Ⅲ + *almU*Ⅴ
*almU*Ⅲ-R	5′-GGGTCCAGCTCCTTATCTCCG-3′	
*almU*Ⅴ-ol-F	5′-GGAGATAAGGAGCTGGACCCATGACATTCGCCAGGCATGC-3′	
*almU*Ⅴ-EcoR I-R	5′-AAAGAATTCTCAGTACCGGCGGCTCTGTCGCCAG -3′	
*almU*Ⅱ-Nde I-F	5′-GGAATTCCATATGTTGGACCAGCAGGCGAAACTCGCCC-3′	构建 *almU*Ⅱ + *almU*Ⅳ + *almU*Ⅴ 三基因表达质粒 pSET-*almU*Ⅱ + *almU*Ⅳ + *almU*Ⅴ
*almU*Ⅱ-R	5′-CGGCGAAGCACGAGGAGAGTCCTGA-3′	
*almU*Ⅳ-ol-F	5′-AAGCACGAGGAGAGTCCTGAGTGAGCACCACTGCCCTCGGCATCT-3′	
*almU*Ⅴ-EcoR I-R	5′-AAAGAATTCTCAGTACCGGCGGCTCTGTCGCCAG -3′	
c-Myc-*almU*Ⅱ-Nde I-F	5′-GGGAATTCCATATGGAGCAGAAACTCATCTCTGAAGAGGATCTGTTGGACCAGCAGGCGAAACT-3′	构建标签质粒 pSET-c-Myc-*almU*Ⅱ + *almU*Ⅲ-HA
HA-*almU*Ⅲ-EcoR I-R	5′-CCGGAATTCTTAAGCGTAGTCTGGGACGTCGTATGGGTATCTCCGACCGATCTCTGCAG-3′	
IN-His-*almU*Ⅳ-Nde I-F	5′-ACAGGAGGACCCATAATGGGCAGCAGCCATCATCATCATCATCACGTGAGCACCACTGCCCTCGGCATCT -3′	构建标签质粒 pSET-His-*almU*Ⅳ + *almU*Ⅴ-Flag
IN-Flag-*almU*Ⅴ-EcoR I-R	5′-ATCCGATATCGAATTTCACTTATCGTCGTCATCCT-3′	
	5′-TGTAATCGTACCGGCGGCTCTGTCGCCAGTAG-3′	
IN-ErmE-EcoR I-F	5′-CTACGCTTAAGAATTCCTGGTCGATGTCGGACCGG-3′	构建标签质粒 pSET-tag-*almU*Ⅱ + *almU*Ⅲ + *almU*Ⅳ + *almU*Ⅴ
IN-FD-EcoR I-R	5′-ATCCGATATCGAATTGATCCCGCAAAAGCGGCCTT-3′	
In-*almU*Ⅱ-Nde I-F	5′-CGCGCGGCAGCCATATGGACCAGCAGGCGAAACTC-3′	构建四基因质粒 pET28a-*almU*Ⅱ + *almU*Ⅲ + *almU*Ⅳ + *almU*Ⅴ
In-*almU*Ⅴ-HindⅢ-R	5′-CGCGCGGCAGCCATATGGACCAGCAGGCGAAACTC-3′	
In-*almU*Ⅱ-Nde I-F	5′-CGCGCGGCAGCCATATGGACCAGCAGGCGAAACTC-3′	构建 *almU*Ⅱ 基因质粒 pET28a-*almU*Ⅱ
In-*almU*Ⅱ-HindⅢ-R	5′-GTGCGGCCGCAAGCTTTCAGGACTCTCCTCGTGCTTC-3′	
In-*almU*Ⅲ-Nde I-F	5′-CGCGCGGCAGCCATATGGCAGACGATCAAACGCTG-3′	构建 *almU*Ⅲ 基因质粒 pET28a-*almU*Ⅲ
In-*almU*Ⅲ-HindⅢ-R	5′-GTGCGGCCGCAAGCTTTTATCTCCGACCGATCTCTGCAG-3′	
In-*almU*Ⅳ-Nde I-F	5′-CGCGCGGCAGCCATATGAGCACCACTGCCCTC-3′	构建 *almU*Ⅳ 基因质粒 pET28a-*almU*Ⅳ
In-*almU*Ⅳ-HindⅢ-R	5′-GTGCGGCCGCAAGCTTTCAGTCGAGGGGGATCTG-3′	
In-*almU*Ⅴ-Nde I-F	5′-CGCGCGGCAGCCATATGACATTCGCCAGGCATGCC -3′	构建 *almU*Ⅴ 基因质粒 pET28a-*almU*Ⅴ
In-*almU*Ⅴ-HindⅢ-R	5′-GTGCGGCCGCAAGCTTTCAGTACCGGCGGCTCTGT-3′	

引物名称	序列	用途
pTNT-NdeⅠ-pET-his-F	5′-AAGGGAGCGGACATATGGGCAGCAGCCATCATCATC-3′	构建四基因高表达质粒 pTNT-His-*almU*Ⅱ+*almU*Ⅲ+*almU*Ⅳ+*almU*Ⅴ
pTNT-HindⅢ-pET-R	5′-GGTCCTGCCCAAGCTTGCTCGAGTGCGGCCGCAAGC-3′	
In-His-*almU*Ⅱ-NdeⅠ-F	5′-AAGGGAGCGGACATATGGGCAGCAGCCATCATCATCATCACATGGACCAGCAGGCGAAAC-3′	构建标签质粒 pTNT-His-*almU*Ⅱ+*almU*Ⅲ-c-Myc
In-c-Myc-*almU*Ⅲ-hindⅢ-R	5′-GGTCCTGCCCAAGCTTTACAGATCCTCTTCAGAGATGAGTTTCTGCTCTCTCCGACCGATCTCTGCAG-3′	
In-Flag-*almU*Ⅳ-NdeⅠ-F	5′-AAGGGAGCGGACATATGGATTACAAGGATGACGACGATAAGGTGAGCACCACTGCCCTCG-3′	构建标签质粒 pTNT-Flag-*almU*Ⅳ+*almU*Ⅴ-HA
In-HA-*almU*Ⅴ-HindⅢ-R	5′-GGTCCTGCCCAAGCTTCAAGCGTAGTCTGGGACGTCGTATGGGTAGTACCGGCGGCTCTGTCG-3′	
pTNT-promoter-F	5′-AGGATCTGTAAAGCTCTGCAGCTCGCCCGGCCGC-3′	构建标签质粒 pTNT-tag-*almU*Ⅱ+*almU*Ⅲ+*almU*Ⅳ+*almU*Ⅴ
pTNT-terminator-R	5′-GGTCCTGCCCAAGCTGGCGCCCTGGAGCTCTGGA-3′	
In-Flag-*almU*Ⅳ-NdeⅠ-F	5′-AAGGGAGCGGACATATGGATTACAAGGATGACGACGATAAGGTGAGCACCACTGCCCTCG-3′	构建标签质粒 pTNT-tag-*almU*Ⅱ+*almU*Ⅲ+*almU*Ⅳ
In-Flag-*almU*Ⅳ-HindⅢ-R	5′-GGTCCTGCCCAAGCTTCAGTCGAGGGGGATCTGGCC-3′	

附表 4

全文使用到的缩略词

缩略词	全称	中文名称
aac（3）Ⅳ	apramycin resisitence gene	阿泊拉霉素抗性基因
ACP	acyl carrier protein	酰基载体蛋白
Am	apramycin	阿泊拉霉素
Amp	ampicillin	氨苄青霉素
AT	acyltansferase	酰基转移酶
bp	bases pairs	碱基对
DMSO	dimethyl sulfoxide	二甲基亚砜
DH	dehydrase	脱水酶
E. coli	*Escherichia coli*	大肠杆菌
ED	ethidium bromide	溴化乙啶
EDTA	ethylene diaminetetraacetic acid	乙二胺四乙酸

缩略词	全称	中文名称
ER	enoyl reductase	烯键还原酶
HPLC	high performance liquid chromatography	高效液相色谱
HR-ESI-MS	high resolution electrospray ionization mass spectrometry	高分辨率电喷雾电离质谱
kb	kilobases(pairs)	千碱基对
kDa	kilodalton	千道尔顿
KS	β-ketoacyl-ACP synthase	β-酮酯酰-ACP 合成酶
KR	β-ketoacyl-ACP reductase	β-酮酯酰-ACP 还原酶
Mb	Millions of bases(pairs)	百万碱基对
MCS	multiple cloning site	多克隆位点
m/z	ratio of mass/charge	质荷比
NMR	nuclear magnetic resonance	核磁共振
OD	optical density	光密度值
ORF	open reading frame	开放读码框
PCR	polymerase chain reaction	聚合酶链式反应
PKS	polyketide synthesis	聚酮合酶
rbs	ribosome bind site	核糖体结合位点
SDS	sodium dodecyl sulfate	十二烷基磺酸钠
SDS-PAGE	sodium dodecyl sulfate-polyacrylamide gel electrophoresis	十二烷基硫酸钠聚丙烯酰胺凝胶电泳
TAE	Tris-acetate-EDTA buffer	三羟甲基氨基甲烷-醋酸-EDTA 缓冲溶液
t_R	retention time	保留时间

参考文献

[1] Poulsen S M, Kofoed C, Vester B. Inhibition of the ribosomal peptidyl transferase reaction by the mycarose moiety of the antibiotics carbomycin, spiramycin and tylosin. J. Mol. Biol. 2000, 304 (3): 471-481.

[2] Cui W, Ma S. Recent advances in the field of 16-membered macrolide antibiotics. Mini Rev. Med. Chem. 2011, 11 (12): 1009-1018.

[3] Arsic B, Barber J, Cikos A, et al. Membered macrolide antibiotics: a review. Int. J. Antimicrob. Agents 2018, 51 (3): 283-298.

[4] Fishman S E, Cox K, Larson J L, et al. Cloning genes for the biosynthesis of a macrolide antibiotic. Proc. Nat. Acad. Sci. U. S. A 1987, 84 (23): 8248.

[5] Cundliffe E, Bate N, Butler A, et al. The tylosin-biosynthetic genes of *Streptomyces fradiae*. Antonie van Leeuwenhoek, 2001, 79 (3): 229-234.

[6] Melancon C E, Takahashi H, Liu H W. Characterization of tylM3/tylM2 and mydC/mycB pairs required for efficient glycosyltransfer in macrolide antibiotic biosynthesis. J. Am. Chem. Soc. 2004, 126 (51): 16726-16727.

[7] Wilson V T W, Cundliffe E. Characterization and targeted disruption of a glycosyltransferase gene in the tylosin producer, *Streptomyces fradiae*. Gene, 1998, 214 (1): 95-100.

[8] Kreuzman A J, Turner, J R, Yeh W K. Two distinctive *O*-methyltransferases catalyzing penultimate and terminal reactions of macrolide antibiotic (tylosin) biosynthesis. Substrate specificity, enzyme inhibition, and kinetic mechanism. J. Biol. Chem. 1988, 263 (30): 15626-15633.

[9] Kim E, Song M C, Kim M S, et al. Characterization of the two methylation steps involved in the biosynthesis of mycinose in tylosin. J. Nat. Prod. 2016, 79 (8): 2014-2021.

[10] Thibodeaux C J, Melancon C E, Liu H W. Unusual sugar biosynthesis and natural product glycodiversification. Nature, 2007, 446 (7139): 1008-1016.

[11] Melançon C E, Hong L, White J A, et al. Characterization of TDP-4-keto-6-deoxy-d-glucose-3,4-ketoisomerase from the D-mycaminose biosynthetic pathway of *Streptomyces fradiae*: in vitro activity and substrate specificity studies. Biochemistry, 2007, 46 (2): 577-590.

[12] Chen H, Yeung S M, Que N L S, et al. Expression, purification, and characterization of TylB, an aminotransferase involved in the biosynthesis of mycaminose. J. Am. Chem. Soc., 1999, 121 (30): 7166-7167.

[13] Chen H, Guo Z, Liu H. Expression, purification, and characterization of TylM1, an *N*,*N*-dimethyltransferase involved in the biosynthesis of mycaminose. J. Am. Chem. Soc. 1998, 120 (38): 9951-9952.

[14] Chen H, Zhao Z, Hallis T M, et al. Insights into the branched-chain formation of mycarose: methylation catalyzed by an (*S*)-adenosylmethionine-dependent methyltransferase. Angew. Chem., Int. Ed. 2001, 40 (3): 607-610.

[15] Takahashi H, Liu Y, Chen H, et al. Biosynthesis of TDP-l-mycarose: the specificity of a single enzyme governs the outcome of the pathway. J. Am. Chem. Soc. 2005, 127 (26): 9340-9341.

[16] Takahashi H, Liu Y N, Liu H W. A two-stage one-pot enzymatic synthesis of TDP-L-mycarose from thymidine and glucose-1-phosphate. J. Am. Chem. Soc. 2006, 128 (5): 1432-1433.

[17] Puar M S, Schumacher D. Novel macrolides from *Micromonospora rosaria*. J. Antibiot. 1990, 43 (11): 1497-1501.

[18] M, F. C.; Alfredo, S.; Xianshu, Y. Genes and proteins for the biosynthesis of rosaramicin. *2002*.

[19] Iizaka Y, Higashi N, Ishida M, et al. Function of cytochrome P450 enzymes RosC and RosD in the biosynthesis of rosamicin macrolide antibiotic produced by *Micromonospora rosaria*. Antimicrob. Agents Chemother. (Bethesda) 2013, 57 (3): 1529-1531.

[20] Iizaka Y, Takeda R, Senzaki Y, et al. Cytochrome P450 enzyme RosC catalyzes a multistep oxidation reaction to form the non-active compound 20-carboxyrosamicin. FEMS Microbiol. Lett. 2017, 364 (12): fnx110.

[21] Poulet P P, Duffaut D, Barthet P, et al. Concentrations and in vivo antibacterial activity of spiramycin and metronidazole in patients with periodontitis treated with high-dose metronidazole and the spiramycin/metronidazole combination. J. Antimicrob. Chemother. 2005, 55 (3): 347-351.

[22] Chew W K, Segarra I, Ambu S, et al. Significant reduction of brain cysts caused by *Toxoplasma gondii* after treatment with spiramycin coadministered with metronidazole in a mouse model of chronic toxoplasmosis. Antimicrob Agents Chemother 2012, 56 (4): 1762-1768.

[23] Richardson M A, Kuhstoss S, Huber M L, et al. Cloning of spiramycin biosynthetic genes and their use in constructing *Streptomyces ambofaciens* mutants defective in spiramycin biosynthesis. J Bacteriol 1990, 172 (7): 3790-3798.

[24] Kuhstoss S, Huber M, Turner J R, et al. Production of a novel polyketide through the construction of a hybrid polyketide synthase. Gene 1996, 183 (1-2): 231-236.

[25] Wu K, Chung L, Revill W P, et al. The FK520 gene cluster of *Streptomyces hygroscopicus* var. ascomyceticus (ATCC 14891) contains genes for biosynthesis of unusual polyketide extender units. Gene 2000, 251 (1): 81-90.

[26] Rascher A, Hu Z, Viswanathan N, et al. Cloning and characterization of a gene cluster for geldanamycin production in *Streptomyces hygroscopicus* NRRL 3602. FEMS Microbiol. Lett. 2003, 218 (2): 223-230.

[27] Nguyen H C, Darbon E, Thai R, et al. Post-PKS tailoring steps of the spiramycin macrolactone ring in *Streptomyces ambofaciens*. Antimicrob. Agents Chemother. (Bethesda) 2013, 57 (8): 3836-3842.

[28] Nguyen H C, Karray F, Lautru S, et al. Glycosylation steps during spiramycin biosynthesis in *Streptomyces ambofaciens*: involvement of three glycosyltransferases and their interplay with two auxiliary proteins. Antimicrob. Agents Chemother. (Bethesda) 2010, 54 (7): 2830-2839.

[29] Karray F, Darbon E, Oestreicher N, et al. Organization of the biosynthetic gene cluster for the macrolide antibiotic spiramycin in *Streptomyces ambofaciens*. Microbiology (Reading) 2007, 153 (Pt 12): 4111-4122.

[30] Hong L, Zhao Z, Melancon C E, et al. In vitro characterization of the enzymes involved in TDP-D-forosamine biosynthesis in the spinosyn pathway of *Saccharopolyspora spinosa*. J. Am. Chem. Soc. 2008, 130 (14): 4954-4967.

[31] Hong L, Zhao Z, Liu H. Characterization of SpnQ from the spinosyn biosynthetic pathway of *Saccharopolyspora spinosa*: mechanistic and evolutionary implications for C-3 deoxygenation in deoxysugar biosynthesis. J. Am. Chem. Soc. 2006, 128 (44): 14262-14263.

[32] Zhao Z, Hong L, Liu H. Characterization of protein encoded by spnR from the spinosyn gene cluster of *Saccharopolyspora spinosa*: mechanistic implications for forosamine biosynthesis. J. Am. Chem. Soc. 2005, 127 (21): 7692-7693.

[33] Arisawa A, Tsunekawa H, Okamura K, et al. Nucleotide sequence analysis of the carbomycin biosynthetic genes including the 3-O-acyltransferase gene from *Streptomyces thermotolerans*. Biosci. Biotechnol. Biochem. 1995, 59 (4): 582-588.

[34] Epp J K, Huber M L B, Turner J R, et al. Production of a hybrid macrolide antibiotic in *Streptomyces ambofaciens* and *Streptomyces lividans* by introduction of a cloned carbomycin biosynthetic gene from *Streptomyces thermotolerans*. Gene, 1989, 85 (2): 293-301.

[35] Hara O, Hutchinson C R. A macrolide 3-O-acyltransferase gene from the midecamycin-producing species *Streptomyces mycarofaciens*. J. Bacteriol. 1992, 174 (15): 5141-5144.

[36] Arisawa A, Kawamura N, Tsunekawa H, et al. Cloning and nucleotide sequences of two genes involved in the 4''-O-acylation of macrolide antibiotics from *Streptomyces thermotolerans*. Biosci. Biotechnol. Biochem. 1993, 57 (12): 2020-2025.

[37] Wang Y, Xiao C, Gong L, et al. The characterization of mutant No. 68 from midecamycin producing strain *S. mycarofaciens* 1748. Wei Sheng Wu Xue Bao 1992, 32 (2): 148-150.

[38] 张叙伦，王以光. 麦迪霉素 4″-O-丙酰基转移酶（mpt）基因结构的研究. 微生物学报，1996，36（6）：417-422.

[39] Gu H，Wang Y，Xu X，et al. Increase of the expression of midecamycin 4″-hydroxyl propionyltransferase gene （mpt）by a promoter-like fragment from the midecamycin producing strain. Chin. J. Biotechnol. 1996，12（3）：251-257.

[40] Xia H，Wang Y，Sun J. Characterization of polyketide ketoreductase gene （MPKR）from midecamycin-producing strain （*Streptomyces mycarofaciens* 1748). Chin. J. Biotechnol. 1994，10（3）：169-178.

[41] Midoh N，Hoshiko S，Murakami T. Midecamycin biosynthesis genes. 2006.

[42] Cong L，Piepersberg W. Cloning and characterization of genes encoded in dTDP-D-mycaminose biosynthetic pathway from a midecamycin-producing strain，*Streptomyces mycarofaciens*. Acta. Biochim. Biophys. Sin. (Shanghai) 2007，39（3）：187-193.

[43] Satoi S，Muto N，Hayashi M，et al. Mycinamicins，new macrolide antibiotics. I. taxonomy，production，isolation，characterization and properties. J. Antibiot. 1980，33（4）：364-376.

[44] Anzai Y，Saito N，Tanaka M，et al. Organization of the biosynthetic gene cluster for the polyketide macrolide mycinamicin in *Micromonospora griseorubida*. FEMS Microbiol. Lett. 2003，218（1）：135-141.

[45] Anzai Y，Ishii Y，Yoda Y，et al. The targeted inactivation of polyketide synthase mycAV in the mycinamicin producer，*Micromonospora griseorubida*，and a complementation study. FEMS Microbiol. Lett. 2004，238（2）：315-320.

[46] Anzai Y，Tsukada S，Sakai A，et al. Function of cytochrome P450 enzymes MycCI and MycG in *Micromonospora griseorubida*，a producer of the macrolide antibiotic mycinamicin. Antimicrob. Agents Chemother. (Bethesda) 2012，56（7）：3648-3656.

[47] DeMars M D，Sheng F，Park S R，et al. Biochemical and structural characterization of MycCI，a versatile P450 biocatalyst from the mycinamicin biosynthetic pathway. ACS Chem. Biol. 2016，11（9）：2642-2654.

[48] Li S，Anzai Y，Kinoshita K，et al. Functional analysis of MycE and MycF，two *O*-methyltransferases involved in the biosynthesis of mycinamicin macrolide antibiotics. Chembiochem 2009，10（8）：1297-1301.

[49] Akey D L，Li S，Konwerski J R，et al. A new structural form in the SAM/metal-dependent omethyltransferase family：MycE from the mycinamicin biosynthetic pathway. J. Mol. Biol. 2011，413（2）：438-450.

[50] Bernard S M，Akey D L，Tripathi A，et al. Structural basis of substrate specificity and regiochemistry in the MycF/TylF family of sugar *O*-methyltransferases. ACS Chem. Biol. 2015，10（5）：1340-1351.

[51] Yang S，DeMars M D，Grandner J M，et al. Computational-based mechanistic study and engineering of cytochrome P450 MycG for selective oxidation of 16-membered macrolide antibiotics. J. Am. Chem. Soc. 2020，142（42）：17981-17988.

[52] Kunstmann M P，Mitscher L A，Patterson E L. Aldgamycin E，a new neutral macrolide antibiotic. Antimicrob. Agents Chemother. (Bethesda) 1964：10，87-90.

[53] Achenbach H，Karl W. Metabolites of microorganisms. Ⅷ. Aldgamycin F，in a new antibiotic from *Streptomyces lavendulae*. Chem. Ber. 1975，108：780-789.

[54] Mizobuchi S，Mochizuki J，Soga H，et al. Aldgamycin G，a new macrolide antibiotic. J. Antibiot. 1986，39（12）：1776-1778.

[55] Chatterjee S，Reddy G C，Franco C M，et al. Swalpamycin，a new macrolide antibiotic. Ⅱ. Structure elucidation. J. Antibiot. 1987，40（10）：1368-1374.

[56] Franco C M，Gandhi J N，Chatterjee S，et al. Swalpamycin，a new macrolide antibiotic. I. Taxonomy of the producing organism，fermentation，isolation and biological activity. J. Antibiot. 1987，40（10）：1361-1367.

[57] Park J S，Yang H O，Kwon H C. Aldgamycin I，an antibacterial 16-membered macrolide from the abandoned mine bacterium，*Streptomyces* sp. KMA-001. J. Antibiot. 2009，62（3）：171-175.

[58] Wang X，Tabudravu J，Jaspars M，et al. Tianchimycins A-B，16-membered macrolides from the rare actinomycete *Saccharothrix xinjiangensis*. Tetrahedron 2013，69（30）：6060-6064.

［59］ George L，Coffey L E A，John D Douros，et al. Chalcomycin，a new antibiotic；biological studies. Can. J. Microbiol. 1963，9（5）：665-669.

［60］ Kim S D，Ryoo I J，Kim C J，et al. GERI-155，a new macrolide antibiotic related to chalcomycin. J. Antibiot. 1996，49（9）：955-957.

［61］ Ward S L，Hu Z，Schirmer A，et al. Chalcomycin biosynthesis gene cluster from *Streptomyces bikiniensis*：novel features of an unusual ketolide produced through expression of the chm polyketide synthase in Streptomyces fradiae. Antimicrob. Agents Chemother. 2004，48（12）：4703-4712.

［62］ Jaishy B P，Lim S K，Yoo I D，et al. Cloning and characterization of a gene cluster for the production of polyketide macrolide dihydrochalcomycin in *Streptomyces* sp. KCTC 0041BP. J. Microbiol. Biotechnol. 2006，16（5）：764-770.

［63］ Pageni B B，Simkhada D，Oh T J，et al. Biosynthesis of dihydrochalcomycin：characterization of a deoxyallosyl-transferase（gerGTI）. Mol. Cells 2010，29（2）：153-158.

［64］ Pageni B B，Oh T J，Thuy T T，et al. Characterization of a chalcosyltransferase（gerGT Ⅱ）in dihydrochalcomycin biosynthesis. Mol. Cells 2008，26（3）：278-284.

［65］ Malla S，Thuy T T，Oh T J，et al. Identification and characterization of gerP Ⅰ and gerP Ⅱ involved in epoxidation and hydroxylation of dihydrochalcolactone in *Streptomyces* sp. KCTC 0041BP. Arch. Microbiol. 2011，193（2）：95-103.

［66］ Thuy T T T，Liou K，Oh T J，et al. Biosynthesis of dTDP-6-deoxy-β-D-allose，biochemical characterization of dTDP-4-keto-6-deoxyglucose reductase（GerK Ⅰ）from *Streptomyces* sp. KCTC 0041BP. Glycobiology 2007，17（2）：119-126.

［67］ Schmid R，Grisebach II. The biosynthesis of D-aldgarose. Eur. J. Biochem. 1970，14（2）：243-252.

［68］ Schmid R，Grisebach H. Biosynthesis of D-aldgarose Ⅱ. Z Naturforsch B 1970，25（11）：1259-1263.

［69］ Seki-Asano M，Okazaki T，Yamagishi M，et al. Isolation and characterization of new 18-membered macrolides FD-891 and FD-892. J. Antibiot. 1994，47（11）：1226-1233.

［70］ Eguchi T，Yamamoto K，Mizoue K，et al. Structure revision of FD-891，a 16-membered macrolide antibiotic. J. Antibiot. 2004，57（2）：156-157.

［71］ Kudo F，Motegi A，Mizoue K，et al. Cloning and characterization of the biosynthetic gene cluster of 16-membered macrolide antibiotic FD-891：involvement of a dual functional cytochrome P450 monooxygenase catalyzing epoxidation and hydroxylation. Chembiochem 2010，11（11）：1574-1582.

［72］ Kudo F，Kawamura K，Furuya T，et al. Parallel post-polyketide synthase modification mechanism involved in FD-891 biosynthesis in *Streptomyces graminofaciens* A-8890. Chembiochem 2016，17（3）：233-238.

［73］ Miyanaga A，Takayanagi R，Furuya T，et al. Substrate recognition by a dual-function P450 monooxygenase GfsF involved in FD-891 biosynthesis. Chembiochem 2017，18（21）：2179-2187.

［74］ Iwasaki S，Kobayashi H，Furukawa J，et al. Studies on macrocyclic lactone antibiotics. Ⅶ. Structure of a phytotoxin "rhizoxin" produced by *Rhizopus chinensis*. J. Antibiot. 1984，37（4）：354-362.

［75］ Sanders I R. Microbiology：conspirators in blight. Nature，2005，437（7060）：823-824.

［76］ Scherlach K，Partida-Martinez L P，Dahse H M，et al. Antimitotic rhizoxin derivatives from a cultured bacterial endosymbiont of the rice pathogenic fungus *Rhizopus microsporus*. J. Am. Chem. Soc. 2006，128（35）：11529-11536.

［77］ Tsuruo T，Oh-hara T，Iida H，et al. Rhizoxin，a macrocyclic lactone antibiotic，as a new antitumor agent against human and murine tumor cells and their vincristine-resistant sublines. Cancer. Res. 1986，46（1）：381-385.

［78］ Takahashi M，Iwasaki S，Kobayashi H，et al. Rhizoxin binding to tubulin at the maytansine-binding site. Biochim. Biophys. Acta. 1987，926（3）：215-223.

［79］ Partida-Martinez L P，Hertweck C. A gene cluster encoding rhizoxin biosynthesis in "Burkholderia rhizoxina"，the bacterial endosymbiont of the fungus *Rhizopus microsporus*. ChemBioChem 2007，8（1）：41-45.

[80] Brendel N, Partida-Martinez L P, Scherlach K, et al. A cryptic PKS-NRPS gene locus in the plant commensal *Pseudomonas fluorescens* Pf-5 codes for the biosynthesis of an antimitotic rhizoxin complex. Org. Biomol. Chem. 2007, 5 (14): 2211-2213.

[81] Kusebauch B, Busch B, Scherlach K, et al. Functionally distinct modules operate two consecutive α, β→β, γ double-bond shifts in the rhizoxin polyketide assembly line. Angew. Chem., Int. Ed. 2010, 49 (8): 1460-1464.

[82] Bollag D M, McQueney P A, Zhu J, et al. Epothilones, a new class of microtubule-stabilizing agents with a taxol-like mechanism of action. Cancer Res. 1995, 55 (11): 2325-2333.

[83] Molnar I, Schupp T, Ono M, et al. The biosynthetic gene cluster for the microtubule-stabilizing agents epothilones A and B from *Sorangium cellulosum* So ce90. Chem. Biol. 2000, 7 (2): 97-109.

[84] Tang L, Shah S, Chung L, et al. Cloning and heterologous expression of the epothilone gene cluster. Science, 2000, 287 (5453): 640-642.

[85] Thibodeaux C J, Melancon C E, Liu H W. Natural-product sugar biosynthesis and enzymatic glycodiversification. Angew. Chem., Int. Ed. 2008, 47 (51): 9814-9859.

[86] Salas J A, Mendez C. Engineering the glycosylation of natural products in actinomycetes. Trends Microbiol. 2007, 15 (5): 219-232.

[87] Elshahawi S I, Shaaban K A, Kharel M K, et al. A comprehensive review of glycosylated bacterial natural products. Chem. Soc. Rev. 2015, 44 (21): 7591-7697.

[88] Weymouth-Wilson A C. The role of carbohydrates in biologically active natural products. Nat. Prod. Rep. 1997, 14 (2): 99-110.

[89] Gantt R W, Peltier-Pain P, Thorson J S. Enzymatic methods for glyco (diversification/randomization) of drugs and small molecules. Nat. Prod. Rep. 2011, 28 (11): 1811-1853.

[90] Johnson D A, Liu H W. Deoxysugars: occurrence, genetics, and mechanisms of biosynthesis. Comprehensive Natural Products Chemistry, 1999, 3: 311-365.

[91] Marzabadi C H, Franck R W. The synthesis of 2-deoxyglycosides: 1988-1999. Tetrahedron 2000, 56 (43): 8385-8417.

[92] Kirschning A, Jesberger M, Schoning K U. Concepts for the total synthesis of deoxy sugars. Synthesis, 2001 (4): 507-540.

[93] Hou D, Lowary T L. Recent advances in the synthesis of 2-deoxy-glycosides. Carbohydr. Res. 2009, 344 (15): 1911-1940.

[94] Bielski R, Witczak Z J. New developments in the synthesis of deoxy-and branched-chain sugars. Curr. Org. Chem. 2014, 18 (14): 1897-1912.

[95] Crich D, Smith M. Solid-phase synthesis of beta-mannosides. J. Am. Chem. Soc. 2002, 124 (30): 8867-8869.

[96] Crich D, Yao Q. The 4,6-*O*- {α-[2-(2-iodophenyl) ethylthiocarbonyl] benzylidene} protecting group: stereoselective glycosylation, reductive radical fragmentation, and synthesis of β-D-rhamnopyranosides and other deoxy sugars. Org. Lett. 2003, 5 (12): 2189-2191.

[97] Crich D, Yao Q. Benzylidene acetal fragmentation route to 6-deoxy sugars: direct reductive cleavage in the presence of ether protecting groups, permitting the efficient, highly stereocontrolled synthesis of beta-D-rhamnosides from D-mannosyl glycosyl donors. Total synthesis of alpha-D-Gal-(1—>3)-alpha-D-Rha-(1—>3)-beta-D-Rha-(1—>4)-beta-D-Glu-OMe, the repeating unit of the antigenic lipopolysaccharide from *Escherichia hermannii* ATCC 33650 and 33652. J. Am. Chem. Soc. 2004, 126 (26): 8232-8236.

[98] Pfoestl A, Hofinger A, Kosma P, et al. Biosynthesis of dTDP-3-acetamido-3, 6-dideoxy-alpha-D-galactose in *Aneurinibacillus thermoaerophilus* L420-91T. J. Biol. Chem. 2003, 278 (29): 26410-26417.

[99] Wang L, White R L, Vining L C. Biosynthesis of the dideoxysugar component of jadomycin B: genes in the jad cluster of *Streptomyces venezuelae* ISP5230 for L-digitoxose assembly and transfer to the angucycline aglycone. Microbiology (Reading, U. K.) 2002, 148 (4): 1091-1103.

十六元大环内酯查尔霉素和阿德加霉素的生物合成机制研究

[100] Hoffmeister D, Yang J, Liu L, et al. Creation of the first anomeric D/L-sugar kinase by means of directed evolution. Proc. Natl. Acad. Sci. U. S. A. 2003, 100 (23): 13184-13189.

[101] Yang J, Fu X, Liao J, et al. Structure-based engineering of *E. coli* galactokinase as a first step toward in vivo glycorandomization. Chem. Biol. 2005, 12 (6): 657-664.

[102] Li L, Liu Y, Wang W, et al. A highly efficient galactokinase from *Bifidobacterium infantis* with broad substrate specificity. Carbohydr. Res. 2012, 355: 35-39.

[103] Barton W A, Lesniak J, Biggins J B, et al. Structure, mechanism and engineering of a nucleotidylyltransferase as a first step toward glycorandomization. Nat. Struct. Biol. 2001, 8 (6): 545-552.

[104] Barton W A, Biggins J B, Jiang J, et al. Expanding pyrimidine diphosphosugar libraries via structure-based nucleotidylyltransferase engineering. Proc. Natl. Acad. Sci. U. S. A. 2002, 99 (21): 13397-13402.

[105] White-Phillip J, Thibodeaux C J, Liu H W. Enzymatic synthesis of TDP-deoxysugars. Methods Enzymol. 2009, 459: 521-544.

[106] Chen H, Thomas M G, Hubbard B K, et al. Deoxysugars in glycopeptide antibiotics: enzymatic synthesis of TDP-L-epivancosamine in chloroeremomycin biosynthesis. Proc. Natl. Acad. Sci. U. S. A. 2000, 97 (22): 11942-11947.

[107] Zhang H, White-Phillip J A, Melancon C E, et al. Elucidation of the kijanimicin gene cluster: insights into the biosynthesis of spirotetronate antibiotics and nitrosugars. J. Am. Chem. Soc. 2007, 129 (47): 14670-14683.

[108] Szu P H, He X, Zhao L, et al. Biosynthesis of TDP-D-desosamine: identification of a strategy for C4 deoxygenation. Angew. Chem. , Int. Ed. 2005, 44 (41): 6742-6746.

[109] Chen H, Guo Z, Liu H. Biosynthesis of yersiniose: attachment of the two-carbon branched-chain is catalyzed by a thiamin pyrophosphate-dependent flavoprotein. J. Am. Chem. Soc. 1998, 120 (45): 11796-11797.

[110] Campbell J A, Davies G J, Bulone V, et al. A classification of nucleotide-diphospho-sugar glycosyltransferases based on amino acid sequence similarities. Biochem. J. 1997, 326 (Pt 3): 929-939.

[111] Coutinho P M, Deleury E, Davies G J, et al. An evolving hierarchical family classification for glycosyltransferases. J. Mol. Biol. 2003, 328 (2): 307-317.

[112] Breton C, Mucha J, Jeanneau C. Structural and functional features of glycosyltransferases. Biochimie 2001, 83 (8): 713-718.

[113] Hu Y, Walker S. Remarkable structural similarities between diverse glycosyltransferases. Chem. Biol. 2002, 9 (12): 1287-1296.

[114] Sinnott M L. Catalytic mechanism of enzymic glycosyl transfer. Chem. Rev. 1990, 90 (7): 1171-1202.

[115] Borisova S A, Zhao L, Melancon C E, et al. Characterization of the glycosyltransferase activity of Des Ⅶ: analysis of and implications for the biosynthesis of macrolide antibiotics. J. Am. Chem. Soc. 2004, 126 (21): 6534-6535.

[116] Borisova S A, Zhang C, Takahashi H, et al. Substrate specificity of the macrolide-glycosylating enzyme pair Des Ⅶ/Des Ⅷ: opportunities, limitations, and mechanistic hypotheses. Angew. Chem. , Int. Ed. 2006, 45 (17): 2748-2753.

[117] Yuan Y, Chung H S, Leimkuhler C, et al. In vitro reconstitution of EryC Ⅲ activity for the preparation of unnatural macrolides. J. Am. Chem. Soc. 2005, 127 (41): 14128-14129.

[118] Kuenzel E, Faust B, Oelkers C, et al. Inactivation of the urdGT2 Gene, which encodes a glycosyltransferase responsible for the C-glycosyltransfer of activated D-olivose, leads to formation of the novel urdamycins I, J, and K. J. Am. Chem. Soc. 1999, 121 (48): 11058-11062.

[119] Mittler M, Bechthold A, Schulz G E. Structure and action of the C-C bond-forming glycosyltransferase UrdGT2 involved in the biosynthesis of the antibiotic urdamycin. J. Mol. Biol. 2007, 372 (1): 67-76.

[120] Fischbach M A, Lin H, Liu D R, et al. In vitro characterization of IroB, a pathogen-associated C-glycosyltransferase. Proc. Natl. Acad. Sci. U. S. A. 2005, 102 (3): 571-576.

[121] Onaka H, Taniguchi S I, Igarashi Y, et al. Cloning of the staurosporine biosynthetic gene cluster from *Streptomyces* sp. TP-A0274 and its heterologous expression in *Streptomyces lividans*. J. Antibiot. 2002, 55 (12): 1063-1071.

[122] Salas A P, Zhu L, Sanchez C, et al. Deciphering the late steps in the biosynthesis of the anti-tumour indolocarbazole staurosporine: sugar donor substrate flexibility of the StaG glycosyltransferase. Mol. Microbiol. 2005, 58 (1): 17-27.

[123] Zhao P, Bai L, Ma J, et al. Amide *N*-glycosylation by Asm25, an *N*-glycosyltransferase of ansamitocins. Chem. Biol. 2008, 15 (8): 863-874.

[124] Borisova S A, Zhao L, Sherman D H, et al. Biosynthesis of desosamine: construction of a new macrolide carrying a genetically designed sugar moiety. Org. Lett. 1999, 1 (1): 133-136.

[125] Hoffmeister D, Draeger G, Ichinose K, et al. The C-glycosyltransferase UrdGT2 is unselective toward D-and L-configured nucleotide-bound rhodinoses. J. Am. Chem. Soc. 2003, 125 (16): 4678-4679.

[126] Hoffmeister D, Ichinose K, Bechthold A. Two sequence elements of glycosyltransferases involved in urdamycin biosynthesis are responsible for substrate specificity and enzymatic activity. Chem. Biol. 2001, 8 (6): 557-567.

[127] Hoffmeister D, Wilkinson B, Foster G, et al. Engineered urdamycin glycosyltransferases are broadened and altered in substrate specificity. Chem. Biol. 2002, 9 (3): 287-295.

[128] Härle J, Günther S, Lauinger B, et al. Rational design of an aryl-C-glycoside catalyst from a natural product *O*-glycosyltransferase. Chem. Biol. 2011, 18 (4): 520-530.

[129] Yang M, Proctor M R, Bolam D N, et al. Probing the breadth of macrolide glycosyltransferases: in vitro remodeling of a polyketide antibiotic creates active bacterial uptake and enhances potency. J. Am. Chem. Soc. 2005, 127 (26): 9336-9337.

[130] Quiros L M, Carbajo R J, Brana A F, et al. Glycosylation of macrolide antibiotics. Purification and kinetic studies of a macrolide glycosyltransferase from *Streptomyces antibioticus*. J. Biol. Chem. 2000, 275 (16): 11713-11720.

[131] Williams G J, Zhang C, Thorson J S. Expanding the promiscuity of a natural-product glycosyltransferase by directed evolution. Nat. Chem. Biol. 2007, 3 (10): 657-662.

[132] Williams G J, Goff R D, Zhang C, et al. Optimizing glycosyltransferase specificity via "Hot Spot" saturation mutagenesis presents a catalyst for novobiocin glycorandomization. Chem. Biol. 2008, 15 (4): 393-401.

[133] Williams G J, Thorson J S. A high-throughput fluorescence-based glycosyltransferase screen and its application in directed evolution. Nat. Protoc. 2008, 3 (3): 357-362.

[134] Gantt R W, Goff R D, Williams G J, et al. Probing the aglycon promiscuity of an engineered glycosyltransferase. Angew. Chem. , Int. Ed. 2008, 47 (46): 8889-8892.

[135] Williams G J, Yang J, Zhang C, et al. Recombinant E. coli prototype strains for in vivo glycorandomization. ACS Chem. Biol. 2011, 6 (1): 95-100.

[136] Liu S, Zhang M, Bao Y, et al. Characterization of a highly selective 2″-*O*-galactosyltransferase from *Trollius chinensis* and structure-guided engineering for improving UDP-glucose selectivity. Org. Lett. 2021.

[137] Wang Z, Wang S, Xu Z, et al. Highly promiscuous flavonoid 3-*O*-glycosyltransferase from *Scutellaria baicalensis*. Org. Lett. 2019, 21 (7): 2241-2245.

[138] Dai L, Li J, Yao P, et al. Exploiting the aglycon promiscuity of glycosyltransferase Bs-YjiC from *Bacillus subtilis* and its application in synthesis of glycosides. J. Biotechnol. 2017, 248: 69-76.

[139] Bashyal P, Thapa S B, Kim T S, et al. Exploring the nucleophilic *N*-and *S*-glycosylation capacity of *Bacillus licheniformis* YjiC enzyme. J. Microbiol. Biotechnol. 2020, 30 (7): 1092-1096.

[140] Pandey R P, Bashyal P, Parajuli P, et al. Two trifunctional Leloir glycosyltransferases as biocatalysts for natural products glycodiversification. Org. Lett. 2019, 21 (19): 8058-8064.

[141] Zhao L, Sherman D H, Liu H. Biosynthesis of desosamine: construction of a new methymycin/neomethymycin

十六元大环内酯查尔霉素和阿德加霉素的生物合成机制研究

analog by deletion of a desosamine biosynthetic gene. J. Am. Chem. Soc. 1998, 120 (39): 10256-10257.

[142] Salah-Bey K, Doumith M, Michel J M, et al. Targeted gene inactivation for the elucidation of deoxysugar biosynthesis in the erythromycin producer *Saccharopolyspora erythraea*. Mol. Gen. Genet. 1998, 257 (5): 542-553.

[143] Hoffmeister D, Ichinose K, Domann S, et al. The NDP-sugar co-substrate concentration and the enzyme expression level influence the substrate specificity of glycosyltransferases: cloning and characterization of deoxysugar biosynthetic genes of the urdamycin biosynthetic gene cluster. Chem. Biol. 2000, 7 (11): 821-831.

[144] Luzhetskyy A, Taguchi T, Fedoryshyn M, et al. LanGT2 catalyzes the first glycosylation step during landomycin A biosynthesis. ChemBioChem 2005, 6 (8): 1406-1410.

[145] Luzhetskyy A, Liu T, Fedoryshyn M, et al. Function of lanGT3, a glycosyltransferase gene involved in landomycin A biosynthesis. ChemBioChem 2004, 5 (11): 1567-1570.

[146] Ostash B, Rix U, Rix L L R, et al. Generation of new landomycins by combinatorial biosynthetic manipulation of the LndGT4 gene of the landomycin E cluster in *S. globisporus*. Chem. Biol. 2004, 11 (4): 547-555.

[147] Luzhetskyy A, Fedoryshyn M, Duerr C, et al. Iteratively acting glycosyltransferases involved in the hexasaccharide biosynthesis of landomycin A. Chem. Biol. 2005, 12 (7): 725-729.

[148] Trefzer A, Fischer C, Stockert S, et al. Elucidation of the function of two glycosyltransferase genes (lanGT1 and lanGT4) involved in landomycin biosynthesis and generation of new oligosaccharide antibiotics. Chem. Biol. 2001, 8 (12): 1239-1252.

[149] Xiao Y, Li S M, Niu S W, et al. Characterization of Tiacumicin B biosynthetic gene cluster affording diversified tiacumicin analogues and revealing a tailoring dihalogenase. J. Am. Chem. Soc. 2011, 133 (4): 1092-1105.

[150] Li S, Xiao J, Zhu Y, et al. Dissecting glycosylation steps in lobophorin biosynthesis implies an iterative glycosyltransferase. Org. Lett. 2013, 15 (6): 1374-1377.

[151] Luzhetskyy A, Vente A, Bechthold A. Glycosyltransferases involved in the biosynthesis of biologically active natural products that contain oligosaccharides. Mol. BioSyst. 2005, 1 (2): 117-126.

[152] Siitonen V, Selvaraj B, Niiranen L, et al. Divergent non-heme iron enzymes in the nogalamycin biosynthetic pathway. Proc. Natl. Acad. Sci. U. S. A. 2016, 113 (19): 5251-5256.

[153] Nji Wandi B, Siitonen V, Palmu K, et al. The rieske oxygenase SnoT catalyzes 2″-hydroxylation of L-rhodosamine in nogalamycin biosynthesis. ChemBioChem 2020, 21 (21): 3062-3066.

[154] Brown K V, Wandi B N, Metsä-Ketelä M, et al. Pathway engineering of anthracyclines: blazing trails in natural product glycodiversification. J. Org. Chem. 2020, 85 (19): 12012-12023.

[155] Madduri K, Kennedy J, Rivola G, et al. Production of the antitumor drug epirubicin (4′-epidoxorubicin) and its precursor by a genetically engineered strain of *Streptomyces peucetius*. Nat. Biotechnol. 1998, 16 (1): 69-74.

[156] Zhao L, Ahlert J, Xue Y, et al. Engineering a methymycin/pikromycin-calicheamicin hybrid: construction of two new macrolides carrying a designed sugar moiety. J. Am. Chem. Soc. 1999, 121 (42): 9881-9882.

[157] Faust B, Hoffmeister D, Weitnauer G, et al. Two new tailoring enzymes, a glycosyltransferase and an oxygenase, involved in biosynthesis of the angucycline antibiotic urdamycin A in *Streptomyces fradiae* Tu2717. Microbiology (Reading, U. K.) 2000, 146 (Pt1): 147-154.

[158] Trefzer A, Hoffmeister D, Kunzel E, et al. Function of glycosyltransferase genes involved in urdamycin A biosynthesis. Chem. Biol. 2000, 7 (2): 133-142.

[159] Gonzalez A, Remsing L L, Lombo F, et al. The mtmVUC genes of the mithramycin gene cluster in *Streptomyces argillaceus* are involved in the biosynthesis of the sugar moieties. Mol. Gen. Genet. 2001, 264 (6): 827-835.

[160] Perez M, Lombo F, Zhu L, et al. Combining sugar biosynthesis genes for the generation of L-and D-amicetose and formation of two novel antitumor tetracenomycins. Chem. Commun. 2005 (12): 1604-1606.

[161] Remsing L L, Gonzalez A M, Nur-e-Alam M, et al. Mithramycin SK, a novel antitumor drug withimproved therapeutic index, mithramycin SA, and demycarosyl-mithramycin SK: three new products generated in the mithramycin producer *Streptomyces argillaceus* through combinatorial biosynthesis. J. Am. Chem. Soc. 2003, 125 (19): 5745-5753.

[162] Perez M, Lombo F, Baig I, et al. Combinatorial biosynthesis of antitumor deoxysugar pathways in *Streptomyces griseus*: reconstitution of unnatural natural gene clusters for the biosynthesis of four 2,6-D-dideoxyhexoses. Appl. Environ. Microbiol. 2006, 72 (10): 6644-6652.

[163] Nunez L E, Nybo S E, Gonzalez-Sabin J, et al. A novel mithramycin analogue with high antitumor activity and less toxicity generated by combinatorial biosynthesis. J. Med. Chem. 2012, 55 (12): 5813-5825.

[164] Fernandez-Guizan A, Lopez-Soto A, Acebes-Huerta A, et al. Pleiotropic anti-angiogenic and anti-oncogenic activities of the novel mithralog demycarosyl-3D-ss-D-digitoxosyl-mithramycin SK (EC-8042). PLoS One 2015, 10 (11): e0140786.

[165] Vizcaino C, Rodriguez-Sanchez M A, Nunez L E, et al. Cytotoxic effects of mithramycin DIG-MSK can depend on the rise of autophagy. Toxicol. in Vitro 2015, 29 (7): 1537-1544.

[166] Vizcaino C, Nunez L E, Moris F, et al. Genome-wide modulation of gene transcription in ovarian carcinoma cells by a new mithramycin analogue. PLoS One 2014, 9 (8): e104687.

[167] Fernandez-Guizan A, Mansilla S, Barcelo F, et al. The activity of a novel mithramycin analog is related to its binding to DNA, cellular accumulation, and inhibition of Sp1-driven gene transcription. Chem-Biol Interact 2014, 219: 123-132.

[168] Fu X, Albermann C, Jiang J, et al. Antibiotic optimization via in vitro glycorandomization. Nat. Biotechnol. 2003, 21 (12): 1467-1469.

[169] Liu S, Lyu Y, Yu S, et al. Efficient production of orientin and vitexin from luteolin and apigenin using coupled catalysis of glycosyltransferase and sucrose synthase. J. Agric. Food Chem. 2021, 69 (23): 6578-6587.

[170] Lee F Y, Borzilleri R, Fairchild C R, et al. BMS-247550: a novel epothilone analog with a mode of action similar to paclitaxel but possessing superior antitumor efficacy. Clin. Cancer. Res. 2001, 7 (5): 1429-1437.

[171] Pronzato P. New therapeutic options for chemotherapy-resistant metastatic breast cancer: the epothilones. Drugs 2008, 68 (2): 139-146.

[172] Zhang P, Zhang Z, Li Z F, et al. Phylogeny-guided characterization of glycosyltransferases for epothilone glycosylation. Microb. Biotechnol. 2019, 12 (4): 763-774.

[173] Zhang P, Zhang L, Jiang X, et al. Docking-guided rational engineering of a macrolide glycosyltransferase glycodiversifies epothilone B. Commun. Biol. 2022, 5 (1): 100.

[174] Wang C X, Ding R, Jiang S T, et al. Aldgamycins J-O, 16-membered macrolides with a branched octose unit from *Streptomycetes* sp. and their antibacterial activities. J. Nat. Prod. 2016, 79 (10): 2446-2454.

[175] Asolkar R N, Maskey R P, Helmke E, et al. Chalcomycin B, a new macrolide antibiotic from the marine isolate *Streptomyces* sp. B7064. J. Antibiot. 2002, 55 (10): 893-898.

[176] Kieser T, Bibb M J, Buttner M J, et al. Practical *Streptomyces* genetics. The John Innes Foundation, 2000.

[177] 黄婷婷. 环酯肽抗生素吡啶霉素生物合成机制研究. 上海: 上海交通大学, 2011.

[178] 刘倩. 杀粉蝶菌素 A1 的生物合成研究. 上海: 上海交通大学, 2012.

[179] Jia X Y, Tian Z H, Shao L, et al. Genetic characterization of the chlorothricin gene cluster as a model for spirotetronate antibiotic biosynthesis. Chem. Biol. 2006, 13 (6): 575-585.

[180] Bisang C, Long P F, Cortes J, et al. A chain initiation factor common to both modular and aromatic polyketide synthases. Nature 1999, 401 (6752): 502-505.

[181] Witkowski A, Joshi A K, Lindqvist Y, et al. Conversion of a beta-ketoacyl synthase to a malonyl decarboxylase by replacement of the active-site cysteine with glutamine. Biochemistry 1999, 38 (36): 11643-11650.

[182] Heathcote M L, Staunton J, Leadlay P F. Role of type II thioesterases: evidence for removal of short acyl

chains produced by aberrant decarboxylation of chain extender units. Chem. Biol. 2001, 8 (2): 207-220.

[183] Thomas I, Martin C J, Wilkinson C J, et al. Skipping in a hybrid polyketide synthase. Evidence for ACP-to-ACP chain transfer. Chem. Biol. 2002, 9 (7): 781-787.

[184] Kakavas S J, Katz L, Stassi D. Identification and characterization of the niddamycin polyketide synthase genes from *Streptomyces caelestis*. J. Bacteriol. 1997, 179 (23): 7515-7522.

[185] Wickramasinghe S R, Inglis K A, Urch J E, et al. Kinetic, inhibition and structural studies on 3-oxoacyl-ACP reductase from *Plasmodium falciparum*, a key enzyme in fatty acid biosynthesis. Biochem. J. 2006, 393 (Pt 2): 447-457.

[186] Surolia N, Surolia A. Triclosan offers protection against blood stages of malaria by inhibiting enoyl-ACP reductase of *Plasmodium falciparum*. Nat. Med. 2001, 7 (2): 167-173.

[187] Fish S A, Cundliffe E. Stimulation of polyketide metabolism in *Streptomyces fradiae* by tylosin and its glycosylated precursors. Microbiology 1997, 143 (Pt 12): 3871-3876.

[188] Chen H, Guo Z, Liu H. Biosynthesis of yersiniose: attachment of the two-carbon branched-chain is catalyzed by a thiamin pyrophosphate-dependent flavoprotein. J. Am. Chem. Soc. 1998, 120: 11796-11797.

[189] Treede I, Hauser G, Muhlenweg A, et al. Genes involved in formation and attachment of a two-carbon chain as a component of eurekanate, a branched-chain sugar moiety of avilamycin A. Appl. Environ. Microbiol. 2005, 71 (1): 400-406.

[190] Zhang H, Liu H B, Yue J M. Organic carbonates from natural sources. Chem. Rev. 2014, 114 (1): 883-898.

[191] Hu Y, Dietrich D, Xu W, et al. A carbonate-forming Baeyer-Villiger monooxygenase. Nat. Chem. Biol. 2014, 10 (7): 552-554.

[192] Liu M, Douthwaite S. Resistance to the macrolide antibiotic tylosin is conferred by single methylations at 23S rRNA nucleotides G748 and A2058 acting in synergy. Proc. Natl. Acad. Sci. U. S. A. 2002, 99 (23): 14658-14663.

[193] Quiros L M, Hernandez C, Salas J A. Purification and characterization of an extracellular enzyme from *Streptomyces* antibioticus that converts inactive glycosylated oleandomycin into the active antibiotic. Eur. J. Biochem. 1994, 222 (1): 129-135.

[194] Vilches C, Hernandez C, Mendez C, et al. Role of glycosylation and deglycosylation in biosynthesis of and resistance to oleandomycin in the producer organism, *Streptomyces antibioticus*. J Bacteriol 1992, 174 (1): 161-165.

[195] Waldron C, Matsushima P, Rosteck Jr P R, et al. Cloning and analysis of the spinosad biosynthetic gene cluster of *Saccharopolyspora spinosa*1. Chem. Biol. 2001, 8 (5): 487-499.

[196] Oppermann U, Filling C, Hult M, et al. Short-chain dehydrogenases/reductases (SDR): the 2002 update. Chem. Biol. Interact. 2003, 143-144: 247-253.

[197] Gonzalez-Guzman M, Apostolova N, Belles J M, et al. The short-chain alcohol dehydrogenase ABA2 catalyzes the conversion of xanthoxin to abscisic aldehyde. Plant Cell 2002, 14 (8): 1833-1846.

[198] Siewers V, Kokkelink L, Smedsgaard J, et al. Identification of an abscisic acid gene cluster in the grey mold *Botrytis cinerea*. Appl. Environ. Microbiol. 2006, 72 (7): 4619-4626.

[199] Madduri K, Waldron C, Merlo D J. Rhamnose biosynthesis pathway supplies precursors for primary and secondary metabolism in *Saccharopolyspora spinosa*. J. Bacteriol. 2001, 183 (19): 5632-5638.

[200] Singh S, Chang A, Helmich K E, et al. Structural and functional characterization of CalS11, a TDP-rhamnose 3'-O-methyltransferase involved in calicheamicin biosynthesis. ACS Chem. Biol. 2013, 8 (7): 1632-1639.

[201] Wohlert S E, Lomovskaya N, Kulowski K, et al. Insights about the biosynthesis of the avermectin deoxysugar L-oleandrose through heterologous expression of *Streptomyces avermitilis* deoxysugar genes in *Streptomyces lividans*. Chem. Biol. 2001, 8 (7): 681-700.

[202] Gomez Garcia I, Stevenson C E, Uson I, et al. The crystal structure of the novobiocin biosynthetic enzyme NovP: the first representative structure for the TylF O-methyltransferase superfamily. J. Mol. Biol. 2010, 395

(2)：390-407.

[203] Xiao J，Zhang Q，Zhu Y，et al. Characterization of the sugar-*O*-methyltransferase LobS1 in lobophorin biosynthesis. Appl. Microbiol. Biotechnol. 2013，97 (20)：9043-9053.

[204] Chi X，Baba S，Tibrewal N，et al. The muraminomicin biosynthetic gene cluster and enzymatic formation of the 2-deoxyaminoribosyl appendage. Medchemcomm 2013，4 (1)：239-243.

[205] Funabashi M，Baba S，Nonaka K，et al. The biosynthesis of liposidomycin-like A-90289 antibiotics featuring a new type of sulfotransferase. ChemBiochem 2010，11 (2)：184-190.

[206] Kaysser L，Lutsch L，Siebenberg S，et al. Identification and manipulation of the caprazamycin gene cluster lead to new simplified liponucleoside antibiotics and give insights into the biosynthetic pathway. J. Biol. Chem. 2009，284 (22)：14987-14996.

[207] Freel Meyers C L，Oberthur M，Xu H，et al. Characterization of NovP and NovN: completion of novobiocin biosynthesis by sequential tailoring of the noviosyl ring. Angew. Chem.，Int. Ed. 2004，43 (1)：67-70.

[208] Jabbouri S，Fellay R，Talmont F，et al. Involvement of nodS in *N*-methylation and nodU in 6-*O*-carbamoylation of *Rhizobium* sp. NGR234 nod factors. J. Biol. Chem. 1995，270 (39)：22968-22973.

[209] Parthier C，Gorlich S，Jaenecke F，et al. The *O*-carbamoyltransferase TobZ catalyzes an ancient enzymatic reaction. Angew. Chem.，Int. Ed. 2012，51 (17)：4046-4052.

[210] Marchler-Bauer A，Bo Y，Han L，et al. CDD/SPARCLE: functional classification of proteins via subfamily domain architectures. Nucleic. Acids. Res. 2017，45 (D1)：D200-D203.

[211] Marchler-Bauer A，Derbyshire M K，Gonzales N R，et al. CDD: NCBI's conserved domain database. Nucleic. Acids. Res. 2015，43 (Database issue)：D222-D226.